U0351537

抗癌 是场 持久战

帅世民 / 著

天津出版传媒集团

天津科学技术出版社

图书在版编目（CIP）数据

抗癌是场持久战 / 帅世民著. –– 天津：天津科学
技术出版社，2020.9
　　ISBN 978–7–5576–8572–0

　　Ⅰ．①抗… Ⅱ．①帅… Ⅲ．①癌－治疗 Ⅳ.
①R730.5

　　中国版本图书馆CIP数据核字（2020）第153326号

抗癌是场持久战
KANG AI SHI CHANG CHIJIUZHAN

责任编辑：孟祥刚　　刘丽燕

责任印制：兰　　毅

出　　版：天津出版传媒集团
　　　　　天津科学技术出版社

地　　址：天津市西康路35号

邮　　编：300051

电　　话：（022）23332490

网　　址：www.tjkjcbs.com.cn

发　　行：新华书店经销

印　　刷：三河市金元印装有限公司

开本 880×1230　1/32　印张 9.5　字数 185 000

2020年9月第1版第1次印刷

定价：48.00元

目录

CANCER
REFERENCE
BOOK

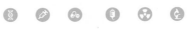

CANCER
REFERENCE
BOOK

引言

癌症不是绝症，前提是我们对它足够了解。

我们常说的癌症，实际上是上百种不同疾病的总称。不同的人、不同的癌症、不同的阶段都需要不同的治疗方案，其治疗结果也千差万别。

那么，癌症治疗的基本思路是什么呢？

著名癌症生物学家贝尔特·福格尔斯泰因（Bert Vogelstein）说，近几十年癌症研究的"革命"可以用一句话概括："癌症本质上就是一种遗传病。"我们再来回想一下高中生物课上学过的知识："DNA是遗传信息的载体。"将这两句话合在一起就是说，癌症的发生本质上是因为细胞里面的 DNA 出了问题。

高中生物课本里还提到过"基因型会影响到表现型"。因此，由于癌细胞的 DNA 与正常细胞的 DNA 不一样，且癌细胞的很多性质（如形态、生长分裂的频率和方式、代谢模式等）都与正常细胞不同，所以，癌症治疗的基本思路就是，利用这些"不同"来杀死癌细胞，同时尽可能少地破坏正常细胞。

然而，"癌症是遗传病"的概念被提出已有120多年了，人类仍然没有办法攻克癌症。其中最主要的原因就是癌症太复杂了，对此，我们或者可以化用《安娜·卡列尼娜》的开场白来说明："正常的细胞都是相似的，恶性的肿瘤却各有各的恶性。"也就是说，每个癌症患者的病症都有其特殊之处。所以现阶段，由于癌症的复杂性，并不存在通用的、包治所有种类甚至某一单种癌症的方法。敢下此妄言的可以肯定是大骗子。

虽然目前我们没有办法治愈所有的癌症，但在过去几十年里，人类患癌症后的整体生存率还是提升了非常多的。比如大洋彼岸的美国，历经25年，从平均每10万人中有215人死于癌症（1991年），到平均每10万人中有156人死于癌症（2016年），癌症死亡率（指每10万人里有多少人因为癌症而死亡）整整下降了27%。而美国癌症患者的五年生存率，也从1977年的约40%提升到了2014年的约70%。换句话说，大部分人得癌症后经过科学治疗，都能活5年及以上，同时，很多人的癌症都达到了近乎治愈的水平。

我们完全不用将癌症视为绝症，也完全没有必要"谈癌色变"。

当然，我们也不能高兴得太早。我国目前的癌症5年生存率仅为40.5%（根据2019年国家癌症中心报告数据。全国肿瘤登记中心数据一般滞后 3 年，此次报告数据为 2015 年登记资料），比美国少了接近 30 个百分点。按照我国每年新增 400 多万癌症患者人数来算，如果我们能做到和美国一样，每年便能多拯救 120 多万名中国患者。根据 2010 年第六次人口普查的结果，中国城市建成区人口的中位数大约是 123 万人（约等于同年福建省福清市人口）。也就是说，如果中国的癌症医疗水平能赶上美国，我们每年就有可能多拯救一座城市的人。

同时，随着我国居民人均寿命越来越长，以及近些年环境污染越来越严重，我国的癌症发病率整体还是上升趋势。相应地，提升癌症整体生存率也越来越紧迫。影响癌症整体生存率的因素有很多，比如经济发展水平、医疗资源的稀缺程度等，但其中还有两个很重要的因素，就是对癌症患者的知识普及程度和癌症相关知识获取的难易程度。互联网时代，人们获取信息最多的渠道就是网络搜索，但中文网络上，和癌症有关的很多信息都真假难辨，其间甚至还夹杂着某些不良医院的广告。

基于此，本书主要的写作目的就是为读者系统地提供和癌症有关的知识，成为一本癌症"工具书"。

这本书并没有涉及理论或者实践创新，也没有提出任何"新颖的"癌症治疗手段或偏方。本书的核心目的是对现有的信息进行收集和整理。换句话说，如果您有很强的信息收集和真伪判断能力，那就可以在公开的网络资料、书籍、论文中找到本书里的所有信息。正因为如此，不同于一般的科普书籍，本书主要针对的读者人群是癌症患者及其家属，希望能免除他们被真假难辨的信息困扰的痛苦，尽可能地缩减收集癌症治疗信息的时间成本。

从结构上说，本书先简单介绍常见的癌症疗法，包括手术、放疗、化疗、激素疗法、靶向疗法、免疫疗法、精准医学、补充和替代疗法等，告诉读者为何现阶段的癌症治疗，有时不能完全根治癌症。

接下来，本书介绍了癌症的预防和早期筛查，这一章也是对所有读者（含非癌症患者）都有益处的一章。在这一章之后的附录里，重点介绍了许多和癌症相关的概念，比如癌症的分期、分级、生存率统计、临床试验，等等。

在本书的最后，还介绍了常见的癌症治疗副作用管理，常用癌症分子标记物[1]，中美上市的靶向和免疫疗法药物清单，以及靠谱的中英文网络资源等信息，终极目标是让读者花费最短的时间，找寻最有用的信息。

当然，由于癌症的复杂程度和我自身水平的局限性，本书不可

---

[1] 分子标记物：是生物过程的指示物。分子标记物可以指示、帮助判断生物过程、发病过程以及治疗过程中的药理反应。分子标记物技术大多应用于临床肿瘤诊断以及愈后预测。

能涵盖关于癌症的方方面面信息。正如"有一千个读者，就有一千个哈姆雷特"，有一千个癌症患者，就有一千种不尽相同的治疗方案。我相信，任何一本书都不可能枚举所有的可能性，任何一个医生也不可能了解所有的可能性。

此外，癌症治疗的相关知识更新换代的速度非常快，几乎每个月都会出现一种新药（或者老药出现了新用法）。比如我在对比本书与我 2016 年发表的前作时发现，很多当年在试验中的疗法，四年后已经变成了现实。甚至可能在您阅读本书的时候，书中的有些信息已经"过时"了。也正因为如此，本书着重介绍了每种主要疗法背后的原理，同时希望教会读者判断哪些方法是不靠谱的，以及如何获取准确的知识，毕竟"授人以鱼不如授人以渔"嘛。

如何选择合适的
治疗方案？

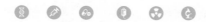

大多数患者在拿到癌症诊断之后，当下都会感到恐惧和不知所措。但正如前言中所谈到的那样，癌症并不是"绝症"，目前大部分癌症其实是可以治疗，甚至是可以治愈的。因此，在心情平复下来之后，我们需要仔细考虑的一个问题是，到底选择什么方式来治疗自己的癌症？

大部分人都会让医生来主导治疗方案的选择，这当然是很好的办法，但癌症治疗方案的最终选择权是在患者手里，而不是在医生手里。如果患者（家属）在没有完全了解治疗的目的、治疗方案选择背后的逻辑、短期和长期的不良反应等信息的情况下，稀里糊涂地做出了选择，一旦随后的治疗没达到自己的预期，不仅可能让自己或家人后悔当初的选择，甚至有可能引发医患矛盾。

因此，预先了解治疗思路至关重要。下面我们就来讲讲选择合适的治疗方案过程中最重要的几个步骤。

第一步：
了解癌症诊断

选择治疗方案的第一步，就是要全面了解自己的癌症诊断。

一般来说，癌症治疗方案的选择，同癌症的种类及严重程度息息相关。比如很多慢性淋巴细胞性白血病（CLL）的患者会被医生建议不治疗，采用等待和观望（wait and watch）的策略就可以了。这是因为，慢性淋巴细胞性白血病很多情况下进展缓慢，而且患者发病年龄一般也比较大，更像是一种慢性病。此外，一般早期局限性的癌症可以采取手术、放疗等区域性的方法来治疗，而影响到其他器官的晚期癌症则可能更需要化疗、靶向疗法、免疫疗法等全身性的疗法。

我们在附录里详细介绍了癌症的分期和分级，并且列举了相关的统计数字供大家参考。由于已有信息没办法涵盖所有情况，建议大家以掌握这些信息为起点，来和主治医生详细讨论自己的病情。

第二步：
确定治疗目的

在了解清楚自己的癌症诊断后，需要做的第二件事情是确定治疗的目的——我们是想治愈癌症、控制癌症还是姑息治疗呢？

如果当前阶段的癌症尚有被完全治愈的可能，那么，有些治疗方案即使短期内副作用较大，也可能会优先被列入考量范围。

如果癌症已经发展到了比较难治愈的地步，或者治愈的可能性很小，那么治疗的主要目的往往是控制癌症的恶化。这种情况下，为了保证生存质量，患者可能不愿选择不良反应太大的治疗方式。

而如果癌症已经进展到无法控制的阶段，医生可能就更倾向于建议患者选择姑息治疗，也就是不治疗癌症本身，而是处理癌症带来的一些让人不舒服的问题，比如疼痛、胃口不佳等，来让患者更好地享受人生最后的时光。

总而言之，知晓治疗目的，有助于调整对治疗结果的预期，从而使患者减少困惑，平和心态。

第三步：
了解治疗选项

接下来，我们就需要了解有哪些治疗选项了。

一般情况下，医生会根据患者的实际情况以及此类癌症的治疗指南，向患者及其家属做出治疗方案的推荐。治疗方案一般为手术疗法、放射疗法、化学疗法、激素疗法、靶向疗法、免疫疗法中的一种或几种的组合。我们会在接下来的章节里对这些疗法进行详细介绍。

有的时候，医生也会推荐一些非标准疗法或者临床试验疗法给患者，我们也会在本书中介绍相关的知识。此外，有的时候，不治疗也是一种治疗选择。特别是对一些非常晚期的癌症患者而言，姑息治疗可能是一种更好的方式。

很多时候，癌症治疗的选项并不是唯一的。我们可以从以下几个方面来考虑每种方案的优点和缺点。

首先，我们需要考虑治疗的成功率。医生可能会为患者提供一些统计数字，包括五年生存率、无进展生存期、治疗后的癌症复发率等。虽然这些统计数字可以让我们大概知晓不同治疗方案的效果，但需要注意的是，这些数字无法准确预测不同个体身上的治疗结果。也就是说，即使是最新最好的药，也没办法保证对每个人都管用。

其次，我们需要考虑治疗的副作用。不少癌症治疗方式的副作用还是非常强的，选择此类治疗方案，便要视患者的接受程度而定——不一定所有人都愿意接受癌症治疗带来的或短期或长期的不良反应，但也有人觉得生命攸关，不管多大的副作用都能接受。

此外，治疗方案的选择也和患者自身的健康状况有关。如果患者本身还患有糖尿病、心血管疾病、肝脏疾病、肾脏疾病或其他器官疾病，治疗方案的选择和对副作用的耐受程度就会受到影响。这些自身健康状况信息，在选择治疗方案的时候需要及时告知医生。

最后，我们还需要考虑的是癌症治疗对患者自身生存质量、家庭生活以及经济状况的影响。很多时候，得了癌症并不是一个人的事，而是一家人的事情。所以我们在做决定的时候，往往也需要考虑身边最亲密的人的意见。

第四步：
结合自身情况

对很多患者来说，癌症治疗也存在一个无法回避的现实问题——可能需要一笔不菲的费用。这个时候，患者及家属便要考虑自身的医疗保险状况以及经济实力来确定最合适的方案。一般而言，靶向疗法、免疫疗法的新药比化疗、放疗等传统治疗方式花费更多。

但好消息是，现在已经有越来越多的新型抗癌药物进入我国的医保目录，而且很多医药厂商和慈善机构也有了相关的医疗补助和慈善赠药的规定。

比如，由阿斯利康公司开发的第三代表皮生长因子受体（EGFR）抑制药奥希替尼，也就是肺癌患者口中的"神药"泰瑞沙，2017年才在美国和欧盟正式获批上市，但2018年就已经通过了我国的"抗癌药医保准入专项谈判"，进入了医保目录，零售价也随之下降了70%。对国内有医保的患者来说，自掏腰包的部分从每盒50000多元下降至不到3000元，大大减少了用药负担。医保报销后依旧负担不起泰瑞沙的患者，在符合相关条件的情况下，还可以考虑申请加入"中华慈善总会泰瑞沙慈善援助项目"[1]来获取阿斯利康公司的免费赠药。

大家可以尝试通过医院、病友、相关机构的网站等多方渠道，找寻缓解癌症治疗带来的经济压力的办法。

最后，在有条件的情况下，我们可以多咨询一到两位医生。大部分的癌症并不需要立刻决定治疗方案，而不同医生的经验和知识面可能会形成互补，从而帮助我们更好地做出选择。在和医生沟通的时候，我们一定要把所有疑惑讲出来、问清楚。最好能提前准备好问题，以防止就诊的时候有遗漏。如有可能，在医生许可的情况

---

[1] http://www.tagrissoccf.org.cn

下，最好也能通过记笔记、录音等方式及时记录下医生的回答，以防过段时间忘记了相关的注意事项。要注意保存、整理好所有的就医记录及检查结果，方便医生查看。

接下来，我们就开始逐一介绍常见的癌症治疗方法、背后的原理以及注意事项。

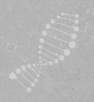

"传统三板斧"之
手术疗法

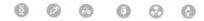

作为最古老的癌症治疗方法，手术一直在癌症治疗中扮演着非常重要的角色。

手术的好处都有啥？大家想想都能猜得到，当然是"直接"和"高效"。医生动动手术刀，被切掉的那部分病变组织里面所含的癌细胞便相当于全部被杀死了。

早期的癌症，采取手术治疗是最好的选择，也很有可能达到治愈的目的。但是对发生了转移，或者癌细胞已侵入到淋巴结或周遭器官的癌症，进行手术就要困难得多。此外，那些本来就会影响多处器官的癌症，如白血病、淋巴瘤等，使得身体的很多"零件"都出现了问题，也不能单纯地采用手术来治疗。还有一类情况，肿瘤可能是早期的，但如果其位置靠近主要的血管和复杂的器官，采取手术也会冒着非常大的风险。所以，患者具体能不能采取手术治疗，一定要根据个人情况向医生问清楚。

很多患者对手术怀有莫名的恐惧，害怕在身上"动刀"，将手术视为最后的选择，其实这种想法不对。手术对很多早期癌症来说是排名第一的治疗方式。我们后面要讲到的几种治疗方法，比如靶向疗法和免疫疗法，在上市之初就是用于晚期或复发难治型癌症的治疗，因为这些癌症大都已经发展到无法手术的地步了。

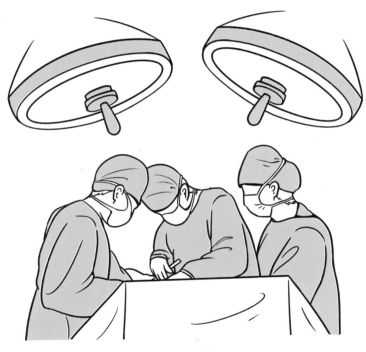

手术疗法

手术的分类

说起手术，我们大多数人的脑海里出现的画面都是外科医生拿着手术刀，将病人身体的某个部分（比如肿瘤）切除掉。实际情况中，癌症的手术是多种多样的，我们这里就按照手术的目的和类型分别来介绍。

一、按照目的划分

按照手术的目的来分，既有用于癌症预防（preventive）、诊断（diagnostic）、分期（staging）的手术，也有用于治愈（curative）、减瘤（debulking）、姑息（palliative）、支持（supportive）、重建（restorative/reconstructive）的手术。很多情况下，一台手术可以同时实现多个目的，下面我们就来讲一讲这几种手术的具体意义。

◆ 预防、诊断、分期手术

用于预防、诊断、分期的手术，主要目的都不是治疗癌症。预防性手术一般是为了把可能会癌变的组织给切除，以减小未来可能的患癌概率。比如切除肠道的息肉，能减少患结直肠癌的风险；切除乳腺，则能降低乳腺癌高危女性患乳腺癌的概率；等等。

我们知道，很多癌症的确诊需要"活检"（活体组织切片），也就是从病人身上通过切取、钳取或穿刺等手段取一小块可疑的组织下来，再交由病理科的医生检查，手术便是获取病人可疑组织样本的常用手段之一。

除了诊断，手术也能帮助医生确定癌症具体发展到了什么地步，即进行癌症分期。为了准确分期，医生通常也会通过手术中的具体发现（如肿瘤的大小）来确认肿瘤是否入侵淋巴结和周围其他器官，等等。

◆ **治愈、减瘤手术**

治愈手术和减瘤手术则是一般意义上的用来治疗癌症的手术类型。对不少扩散转移前的癌症，手术可能是治愈癌症的最佳方式了。由于此时的肿瘤集中存在于身体的某一部位，通过手术，完全有可能将全部的肿瘤组织切除，从而达到治愈的目的。有些时候，治愈性手术也会搭配其他癌症疗法一起使用，来保证癌症不会复发。

与治愈性手术不同，减瘤手术的目的是尽可能地在不伤害正常器官和组织的情况下，切除尽量多的肿瘤组织。有些时候，把所有肿瘤组织完全切除是不现实的，因为可能对正常器官造成的损伤太大，比如晚期卵巢癌、淋巴瘤等。减瘤术搭配其他疗法，可能是更好的方法。

◆ **姑息、支持、重建手术**

用于姑息、支持、重建的手术，主要目的也不是治疗癌症。姑息型手术主要是用于缓解晚期癌症造成的一些让病人感觉不太舒服的问题，但并不会对癌症本身进行治疗，乃至治愈。比如说，有些患者腹部的恶性肿瘤长得太大了，可能会阻塞肠道，这种情况下，就可以使用手术来消除阻塞；当患者的疼痛难以用药物控制时，姑息手术也可用于减轻疼痛，尽可能地减少患者体感上的痛苦。

支持型手术的目的则是让其他癌症疗法更高效，比如给化疗中经历大量多次输液的癌症患者植入静脉输液装置，来减少化疗给血管带来的损伤。

重建型手术通常安排在治疗型手术之后，用来尽量恢复患者身体原来样貌，比如口腔癌、女性乳腺癌手术后的重建手术等。

二、按照手术类型划分

按照不同类型，手术可以分为传统手术（conventional surgery）、激光手术（laser surgery）、冷冻手术（cryosurgery）、莫氏显微外科手术（Mohs micrographic surgery）等。

◆ 传统手术

传统手术就是大家普遍印象中的手术——医生利用手术刀切掉癌变的部位。传统手术有时需要在患者身上开比较大的切口，因此可能会造成剧烈疼痛，并且需要较长的恢复时间。

◆ 激光 / 冷冻手术

激光手术、冷冻手术等较新的外科手术技术，通常具有较小的侵入性和较小的切口，因此在疼痛程度和恢复时间等方面的表现一般都优于传统手术，但在适用范围上，相比传统手术更有局限性。

激光手术的一般原理是，利用高度聚集的光束进行非常精准的外科手术，这种激光束产生的能量，可以烧死暴露在身体表面或者器官表面的癌组织或有可能恶化的肿瘤组织，如食道癌、宫颈癌、阴茎癌、阴道癌、肺癌、皮肤癌等，从而达到治疗目的。

冷冻手术则是使用极低的温度冻死肿瘤细胞，比如利用液氮喷雾或冷冻探针。这种手术主要用于治疗肝癌、前列腺癌、早期皮肤癌以及视网膜母细胞瘤等类型的癌症；也可用于治疗那些尚未癌变，但存在恶化可能的良性肿瘤组织，如皮肤鳞状细胞癌和宫颈癌的癌前病变——光化性角化病、宫颈上皮内瘤变等。

◆ 莫氏显微外科手术

我们来设想一下，如果患者颜面部出现了病变，会产生怎样的心理？

"天啊！好可怕！好难看！这不会是癌吧？可以切掉吗？会不会留疤？……"

如果患者存在这样的顾虑，那么不妨了解一下莫氏（Mohs）显微外科手术技术。

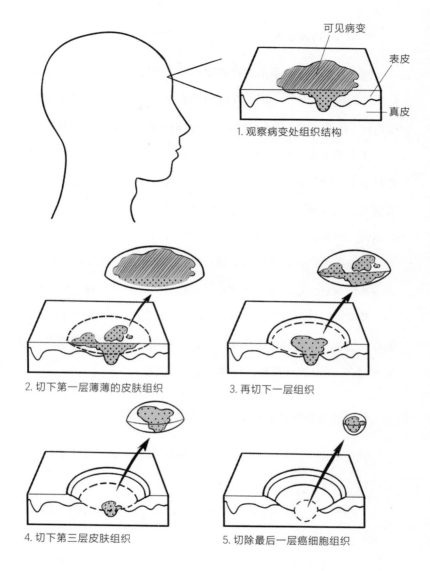

可见病变

表皮

真皮

1. 观察病变处组织结构

2. 切下第一层薄薄的皮肤组织

3. 再切下一层组织

4. 切下第三层皮肤组织

5. 切除最后一层癌细胞组织

莫氏手术

莫氏手术技术是由威斯康星大学的 Frederic Mohs 博士描述的一种首先应用于皮肤科的技术。这种手术的目的是去除所有的肿瘤，同时尽可能保留正常的组织。主要用于特定皮肤癌，比如皮肤基底细胞癌和鳞状细胞癌的治疗。

莫氏手术的过程中，医生每次只会从病变处切下薄薄的一层皮肤组织，然后放在显微镜下观察，如果仍有癌变的细胞，则继续往下切，直到显微镜观察下癌细胞完全消失的时候再停止手术。由此可见，莫氏手术的操作比较精细，能极大程度地保留正常组织，故特别适合一些有美学要求的人体区域，如脸部皮肤癌的治疗等。

手术后需要注意哪些问题？

由于手术对身体具有强侵入性，手术可能造成的问题还真不少，常见的问题包括疼痛、出血、血栓、感染等。

疼痛、出血

患者在手术后感到疼痛不必过于担心，这是很常见的不良反应，但具体有多痛，取决于手术的类型、手术的部位以及个人对疼痛的敏感程度等。相应地，也有不同种类、不同强度的止痛药可以用来应对术后的疼痛。

出血包括内出血和外出血。其中外出血主要由外伤引起，血液流出伤口，肉眼可见；内出血则是血液流入组织或体腔，外面看不到血，只能通过症状和体征来判断。如果患者出现严重内出血的话，可能需要进行另外一台手术来寻找出血点和止血，而一旦发生失血过多的情况，则可能需要通过输血来补充。

血栓

手术后，如果患者卧床的时间太长，有可能在下肢深静脉里形成血栓。如果这些血栓栓子脱落，移行到身体的其他部位，就可能会引起栓塞，从而导致相应组织器官的缺血性坏死。

比如肺动脉栓塞，就是手术后可能出现的比较严重的并发症，严重时甚至会危及患者生命。因此，为了预防手术后形成血栓，医生有时会开一些低剂量的抗凝血剂给患者。同时，患者也应该避免长期卧床不动，在身体允许的情况下，要尽快下床进行适当活动，打开身体里的"通道"。

感染

感染也是术后需要特别关注的问题。患者可以通过伤口护理来防止伤口感染，比如保持手术切口处的干燥，每天定时检查伤口是否有感染的迹象（化脓、有异味、发红变硬、发热等），按照医生的建议定期清洁切口、更换敷料等。对于肺功能不全的患者，还需要格外注意肺部感染（肺炎），如果患者术后进行深呼吸锻炼，一定程度上能降低得肺炎的风险。一般的感染可以通过抗生素来治疗。

复发

手术也不能完全避免癌症的复发。虽然医生会尽可能地确保肿瘤组织已经全部移除，但有些时候，一些无法检测到的少量肿瘤组织，可能在手术前就已经转移到了身体的其他部位。尽管在手术后采取化疗等辅助疗法，一定程度上可以消灭残留的小型肿瘤组织，但这些微小的肿瘤转移组织还是有可能在手术后继续生长，最终造成癌症的复发。

"传统三板斧"之
放射疗法

据统计，超过半数的癌症患者都或多或少会接触到放射性疗法。

癌症放疗的出现，首先要归功于伦琴在 1895 年发现的 X 射线。在 1896 年，就有医生把 X 射线用在了乳腺癌的治疗上，但那个时候由于技术落后，机器不够精准，射线照射的范围太大，容易误伤正常的组织和器官。

放疗的真正兴起是在第二次世界大战结束之后。1945—1955 年间，放疗从低能射线治疗转向高能治疗，超高能工具的研制也使得肿瘤放疗疗效逐步改观。现在除了 X 射线外，伽马射线、质子、中子等高能物质也会被用到癌症放疗中。

放疗是治疗恶性肿瘤的一个重要手段，也是癌症的三大传统治疗方法之一。接下来，我们就来看看放疗的原理、分类以及注意事项。

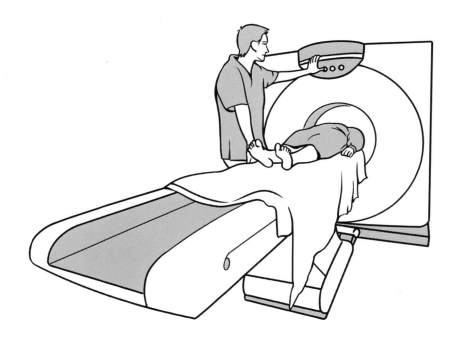

放射疗法

什么是放疗？

简单来说，放疗的基本原理就是通过高剂量的辐射来杀死癌细胞。这种辐射可以直接或间接地破坏细胞内的遗传物质（DNA），如果细胞内的 DNA 遭受损伤，而且得不到有效修复的话，细胞就会逐渐停止分裂，甚至死亡。也就是说，癌细胞不能直接被辐射杀死，而是需要经历 DNA 损伤以及 DNA 修复失败的过程，故而放疗的效果通常都有延时，即治疗几天或几周后，癌细胞才逐渐开始它们长达几周甚至几个月的死亡历程。

我们身体里几乎所有细胞都有 DNA，而放疗会对肿瘤细胞和身体里的健康细胞造成无差别的损害。也就是说，在损害癌细胞的同时，正常的细胞也会受到放疗的伤害，这也是为什么放疗会有很多的副作用。

我们知道，癌症治疗的基本思路是利用癌细胞与正常细胞的差异，在杀死癌细胞的同时，尽可能少地破坏正常细胞。放疗运用到的差异主要有两点：第一，癌细胞分裂的次数一般多于正常的组织细胞，而细胞分裂得越快，对 DNA 损伤也就越敏感，因此放疗对癌细胞的伤害更大；第二，癌细胞的 DNA 修复途径一般都是有缺陷的。这两种差异，使得放疗对癌细胞的损伤大于正常细胞。进行分期疗程式放疗的用意，正是在杀死癌细胞的同时，留给正常细胞足够的恢复期。

放疗的分类

放疗主要可分为外照射(external beam)放疗和内照射(internal beam)放疗两种类型。绝大多数临床上使用的放疗都是外照射放疗。

外照射放疗

外照射一般是指通过一种体外的机器向患者的肿瘤处传输辐射（见下图）。在外照射放疗里，机器是不需要接触到患者的，但机器本身可能会不停地移动和产生噪声。

常见的外照射放疗包括三维适形放疗（3D-CRT）、调强放疗（IMRT）、影像引导放疗（IGRT）、立体定向放射外科治疗（SRS）以及立体定向体部放疗（SBRT）等（见下表）。

简称	英文名	中文名
3D-CRT	3D conformal radiation therapy	三维适形放疗
IMRT	intensity-modulated radiation therapy	调强放疗
IGRT	image-guided radiation therapy	影像引导放疗
SRS	stereotactic radiosurgery	立体定向放射外科治疗
SBRT	stereotactic body radiation therapy	立体定向体部放疗

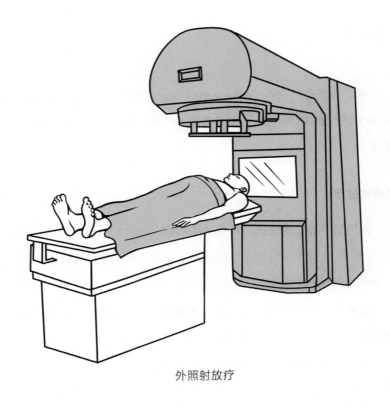

外照射放疗

其中，三维适形放疗、调强放疗、影像引导放疗三者都是很常见的技术，并且原理也比较类似。这三种技术实行起来大体都可以分为两个主要步骤：第一步，医生利用计算机程序从医学影像里找到需要接受放疗的区域（这一步骤也被称为"模拟放疗"）；第二步，放疗机器会根据事先设计好的放疗程序和肿瘤的形状，把高能辐射从不同的方向和角度照向肿瘤，这些高能辐射能杀死肿瘤细胞。而根据肿瘤的形状从不同方向照射，可以在避免出现漏网之鱼的同时，尽可能地减少对正常组织的伤害。

在这三种技术中，三维适形放疗是目前放射治疗的主流技术，适用于绝大部分的肿瘤，特别是在脑肿瘤、头颈部肿瘤（包括喉癌、上颌窦癌、口腔癌等）、肺癌、纵隔肿瘤、肝肿瘤、前列腺癌等方面疗效显著。

调强放疗在一些方面比三维适形放疗更高级，这种"更高级"之处在于，由于调强放疗机器使用了更多更小的照射源，在治疗过程中，不仅照射的方向可以改变，照射的强度也是可以调节的。这样一来，可以操作的空间就更大了，目标也更精确。

而影像引导放疗又要比调强放疗更高级一点。在影像引导放疗中，医学影像不仅被用在了模拟放疗上，而且在实际放疗过程中，计算机也会不断地根据患者新的影像来判断肿瘤大小和位置的变化，对放疗计划做出相应的调整。这种灵活性，就使得影像引导放疗很适合运用在容易移动的肿瘤治疗中，比如容易随着人的呼吸变化位置的肺癌。

我们可能会听过医生推荐托姆刀（TomoTherapy®，又称TOMO刀）治疗。那么，托姆刀究竟是种多厉害的"刀"呢？其实，托姆刀并不是一种手术刀具，而是一种常见的影像引导放疗技术。托姆刀能够利用直线加速器与螺旋 CT 的结合，来达到边成像、边放疗的目的。传统调强放疗中，患者是静止不动的，给出的调强的束流也比较宽。托姆刀原则上可以在人体内实现任何要求的剂量分布，从而很容易达到放射治疗的理想目标：在给予肿瘤区域足够高的致死剂量的同时，最大程度降低对周边关键器官和正常组织的照射伤害。

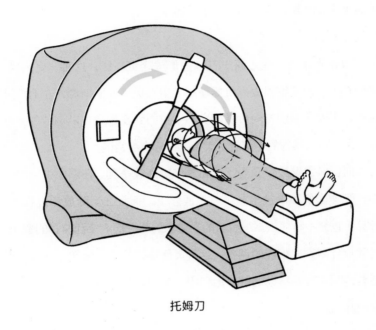

托姆刀

立体定向放疗的适用对象通常是因为年龄、癌症位置或其他健康问题而无法进行手术的患者。在这种情况下，通过少次超高剂量辐射，来治疗一些较小的肿瘤。立体定向放疗通过复杂的计算机设计，能够保护皮肤、心脏、脊髓及正常肺组织，同时对肿瘤组织进行有效杀灭。它的原理就像放大镜聚焦太阳光一样，把放射线由体外聚焦到肿瘤中心。焦点外，我们感觉如常，但焦点处却有很高的热度，足以使一些物体点燃。

立体定向放疗最初被用于颅内、眼眶和颅底等位置的肿瘤的治疗，也被称为"立体定向放射外科治疗"，我们经常听说的"伽马刀"（Gamma Knife）技术，就是一种立体定向放射外科治疗手术。这种技术将很多束很细的伽马射线（γ射线）从不同的角度和方向照射入人体，并使它们都在一点上汇聚起来，形成一次性、大剂量的聚焦，使肿瘤组织坏死或功能改变，达到治疗癌症的目的。随着技术进步，立体定向放疗随后又被推广到身体其他部位的癌症的治疗中，比如肝癌和肺癌，并由此被称作"立体定向体部放疗"。

内照射放疗

内照射放疗是指把放射源放到患者体内的放疗模式，主要包括近距离放疗（brachytherapy）和系统性放疗（systemic radiation therapy）两种方式。

与外照射放疗不同，内照射放疗适合的癌症种类比较有限。近距离放疗主要用在头颈癌、乳腺癌、宫颈癌、前列腺癌和眼癌的治疗中；而系统性放疗的运用范围就更小了，比如某些甲状腺癌，会用放射性的碘 −131 进行治疗。

放疗需要注意哪些问题?

接受放疗后,患者身体会携带辐射吗?

首先需要告诉大家的是,在我们的一生中,身体每个部位能接受的辐射剂量都是有限的。因此,放疗是有终身剂量限制的。当辐射剂量达到上限,患者身体的相应部位这辈子都不能再接受放疗了。

此外,有不少人可能会觉得,接受放疗后,自己的身体也会有"放射性",因此应该离周围的人远一些。

实际上,经过外照射放疗的患者不会具有任何放射性,可以正常地与家人朋友相处。但内照射放疗可能会让患者在一段时间内有一定的放射性,因此,接受内照射放疗的病人应该咨询医生,是否应暂时避免接触他人(尤其是孕妇和儿童),以及如何安全地处理自己的体液、尿液、粪便等。

放疗可能存在哪些副作用?

由于放疗通常只会对癌组织周围的正常组织造成伤害,放疗的副作用,很大程度上就取决于肿瘤的位置。下表根据放疗的具体部位,总结出了常见的不良反应。这些不良反应通常会在放疗后的几个月内逐渐缓解,但也有一些副作用会持续较长时间,或者在放疗结束后的几个月甚至几年后才会出现。

放疗部位	可能造成的副作用
大脑	疲劳、脱发、恶心、呕吐、皮肤发红或疼痛、头疼、视线模糊
乳腺	疲劳、脱发、皮肤发红或疼痛、水肿、压痛
胸口	疲劳、脱发、皮肤发红或疼痛、吞咽困难、咳嗽、呼吸困难
头颈	疲劳、脱发、口腔变化、皮肤发红或疼痛、味觉变化、吞咽困难、甲状腺功能减退
骨盆	腹泻、疲劳、脱发、恶心、呕吐、性功能障碍、生殖障碍、皮肤发红或疼痛、泌尿与膀胱问题
直肠	腹泻、疲劳、脱发、性功能障碍、生殖障碍、皮肤发红或疼痛、泌尿与膀胱问题
胃和腹部	腹泻、疲劳、脱发、恶心、呕吐、皮肤发红或疼痛、泌尿与膀胱问题

CANCER
REFERENCE
BOOK

"传统三板斧"之
化学疗法

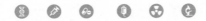

追根溯源，化疗的出现其实与两次世界大战有关。"一战"中，美军对死于生化武器"芥子气"的士兵进行解剖，发现其骨髓细胞大量死亡，推断"芥子气"可能是一种细胞毒性药物。而后在1942年，美国耶鲁大学的两位科学家受美国国防部之邀研究"芥子气"，并将其用于淋巴瘤的治疗，"化疗"就此诞生。

前面介绍的手术和放疗作为区域性的疗法，一般只适用于癌细胞大规模转移前的癌症。而化疗则不同。作为一种全身性的疗法，化疗对原发灶和转移灶的癌细胞都有效。临床上，化疗既可以用来治疗癌症，也可以只用来减轻症状。

很多情况下，化疗会配合其他疗法一起使用。比如化疗既可以用在手术或放疗前，先使肿瘤缩小（新辅助化学疗法），也可以用在手术或放疗后，来破坏残留的癌细胞（辅助化疗）。

经过几十年的医学发展，如今，化疗已是现代癌症治疗中必不

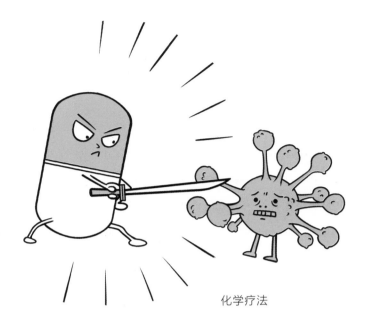

化学疗法

可少的一环。那么，在什么情况下适合采用化疗呢？我们来看看化疗的原理、分类和注意事项。

什么是化疗？

化疗是指利用细胞毒性药物来杀死癌细胞，或抑制肿瘤组织的生长。这些药物通常以静脉注射的方式进入病人体内，也有少量口服类化疗药物。

由于癌细胞分裂频繁，这些细胞毒性药物的作用大都是破坏细胞分裂，尤其是抑制肿瘤细胞的 DNA 复制过程。也正因如此，除了癌细胞，化疗药物对身体内其他快速分裂的细胞也会造成比较大的损害，比如造血干细胞、毛囊细胞、口腔及消化道上皮细胞等。

打个比方，得了癌症的身体就像块长了杂草的田地。如果想让田里的秧苗生长得好，就需要去除那些杂草。然而按现有的能力，只能将草和苗一起清除，所以这块地在一段时间里肯定会呈现出寸草不生的贫瘠状态。换句话说，接受化疗后的一段时间内，身体肯定会虚弱。因此，患者在进行化疗时，经常是先接受一个星期的化疗，接着休息好几个星期，再重新接受化疗。这个休息的过程，正是为了让身体内的其他细胞慢慢"长回来"。

化疗药物分为很多类，且每种类别的化疗药物破坏细胞分裂的方式各不相同。下面在介绍各类化疗药物的时候，将详细介绍与每种药物对应的原理。

化疗的分类

常见化疗药物主要包括（但不限于）以下几类。值得一提的是，在这些分类中，有的是依据化学成分，有的是依据药物机理。因此，同一种药也可能归属于不同的大类。

常见化疗药物类别：

- 烷化剂（alkylating agents）

- 抗代谢物（antimetabolites）

- 拓扑异构酶抑制剂（topoisomerase inhibitors）

- 抗肿瘤抗生素（antitumor antibiotics）

- 抗微管剂（anti-microtubule agents）

烷化剂：诱发 DNA 损伤

我们都知道，DNA 是细胞内的遗传物质，细胞在增殖的时候，需要把 DNA 也完整地复制一遍。烷化剂这种化合物，可以使包括 DNA 在内的很多生物大分子发生一种化学反应，称作"烷基化反应"。这种反应造成的后果是，烷基化后的 DNA 在复制的时候更容易发生断裂，从而导致细胞死亡，因此，烷化剂杀死癌细胞，主要是通过诱发 DNA 损伤、破坏癌细胞分裂来发挥作用的。

烷化剂至少可以分为六种（见下表）。其中，氮芥类、烷基磺酸盐、亚硝基脲类药物因其历史悠久，且其化学结构里带有烷基，被称为经典烷化剂。这里面的亚硝基脲类药物又由于能够穿过血脑屏障，常被用于脑癌的治疗。

此外，至少有一半的化疗都涉及铂基抗肿瘤药物。虽然这些含铂类药物本身不含烷基，但因为其工作原理和烷化剂类似，也是诱发 DNA 损伤，因此，含铂类药物也被称为类烷化剂。

目前全球范围内被批准上市的铂基抗肿瘤药物共有五种，其中，顺铂、卡铂、奥沙利铂被使用得最多，日本原研的奈达铂仅在部分亚洲国家使用，而洛铂仅在我国上市。

每种铂基抗肿瘤药物的适用范围和副作用强度都不尽相同，比如，第一代铂基抗肿瘤药物顺铂和第二代铂基抗肿瘤药物卡铂都是广谱[1]类抗癌药物，可以用于睾丸癌、卵巢癌、宫颈癌、乳腺癌、膀胱癌、头颈癌、食道癌、肺癌、脑癌等多种癌症的治疗，而第三代铂基抗肿瘤药物奥沙利铂则主要用于结直肠癌的治疗。

---

[1] 广谱：指药物对很多种微生物、致病因子或疾病有效。

烷化剂的分类

范畴	类型	常见药物
经典烷化剂	氮芥类 （nitrogen mustards）	环磷酰胺（Cyclophosphamide） 美法仑（Melphalan） 苯丁酸氮芥（Chlorambucil） 异环磷酰胺（Ifosfamide） 苯达莫司汀（Bendamustine）
	烷基磺酸盐 （alkyl sulfonates）	白消安（Busulfan）
	亚硝基脲类 （nitrosoureas）	卡莫斯汀（Carmustine） 洛莫司汀（Lomustine） 链脲佐菌素（Streptozocin）
类烷化剂	铂基抗肿瘤药物 （platinum-based antineoplastic）	顺铂（Cisplatin） 卡铂（Carboplatin） 奥沙利铂（Oxaliplatin） 奈达铂（Nedaplatin） 洛铂（Lobaplatin）
其他	氮丙环类（Aziridines）	噻替哌（Thiotepa）
	三氮烯类（Triazenes）	替莫唑胺（Temozolomide） 达卡巴嗪（Dacarbazine）

抗代谢物：干扰 DNA 的合成

与以破坏 DNA 结构为主的烷化剂不同，抗代谢物主要是通过干扰 DNA 的合成来影响细胞分裂，从而达到治疗癌症的功效。主要用于白血病、乳腺癌、卵巢癌、消化道类癌症等的治疗。

抗代谢物主要分为抗叶酸剂（又称叶酸拮抗剂）和碱基类似物两大类，下表中归纳了这两种分类中常见的药物。

抗代谢物分类

类型	常见药物
抗叶酸剂（Antifolates）	氨甲蝶呤（Methotrexate） 培美曲塞（Pemetrexed） 普拉曲沙（Pralatrexate）
碱基类似物（Base analogues）	5-氟尿嘧啶（5-Fluorouracil） 吉西他滨（Gemcitabine） 阿糖胞苷（Cytarabine） 硫唑嘌呤（Azathioprine） 氟达拉滨（Fludarabine）

那么，其中的抗叶酸剂是如何工作的？我们都听说过，孕妇需要补充叶酸（也叫维生素 B_9），因为叶酸对婴儿神经管的形成至关重要。而这背后的原理是：叶酸在 DNA 和 RNA[1] 合成的过程中有不可替代的作用，缺乏叶酸会导致细胞分裂受阻。那么反过来说，抗叶酸剂类药物，就能通过影响细胞内叶酸的代谢来干扰癌细胞的分裂。

也就是说，作为"孕妇之友"的叶酸，是能够促进细胞分裂、预防胎儿畸形的；而对癌症患者来说，恰恰需要相反的作用——阻碍细胞的代谢。因此，通过使用抗叶酸剂干扰癌细胞分裂，可以帮助癌症患者实现一定的抗肿瘤目的。

碱基类似物的原理也很简单。我们知道，DNA 由胞嘧啶（C）、鸟嘌呤（G）、腺嘌呤（A）、胸腺嘧啶（T）四种碱基组成。碱基类似物的原理，就是利用和这些碱基结构十分相似的药物，来干扰 DNA 的合成。

我们以脱氧胞苷（胞嘧啶 + 脱氧核糖，暂时称其为"阿大"），以及用于治疗非小细胞肺癌、胰腺癌、膀胱癌、乳腺癌等癌症的化疗药物吉西他滨（暂时称其为"阿二"）为例。阿大和阿二结构十分相似，宛如一对双胞胎。在 DNA 合成的时候，阿二就能利用这种相

---

[1] 核糖核酸（Ribonucleic Acid，缩写为RNA）：存在于生物细胞以及部分病毒、类病毒中的遗传信息载体，是遗传信息向表型转化过程中的桥梁。

似的结构，与原本就生活在里头的阿大展开竞争，进而取代阿大的位置，掺入 DNA 分子之中，干扰原家庭成员的聚会，使 DNA 的碱基发生突变，从而影响癌细胞的生长。

分子结构式

脱氧胞苷

吉西他滨

拓扑异构酶抑制剂：抑制细胞分裂

拓扑异构酶抑制剂主要针对的是拓扑异构酶 I 和拓扑异构酶 II（我们接下来要提到的一些抗肿瘤抗生素同时也是拓扑异构酶 II 抑制剂），主要用于某些白血病、肺癌、卵巢癌、结直肠癌、胰腺癌等病症的治疗。它的原理是：在细胞分裂的过程中，拓扑异构酶能够通过让 DNA 长链断裂与结合，来改变 DNA 的构型，从而让 DNA 复制能顺利完成。因此，在拓扑异构酶被抑制以后，细胞分裂也会受到阻碍，进而诱发细胞死亡。

抗肿瘤抗生素：影响 DNA 的复制和细胞分裂

抗肿瘤抗生素和我们通常理解的"消炎药"不同，虽然它们也能杀死细菌，但由于细胞毒性太大，一般不会用于抗感染治疗。抗肿瘤抗生素可以通过不同的方式影响 DNA 的复制和细胞分裂，进而杀死细胞。

临床上常用的抗肿瘤抗生素包含以下几类：

- 蒽环类（Anthracyclines）抗生素：包括柔红霉素（Daunorubicin）、多柔比星（Doxorubicin）、表柔比星（Epirubicin）、伊达比星（Idarubicin）和戊柔比星（Valrubicin）等。

- 蒽醌类（Anthraquinone）抗生素：目前仅有米托蒽醌（Mitoxantrone）一种上市。

- 博来霉素（Bleomycin）：可与DNA结合来造成DNA损伤。

- 丝裂霉素C（Mitomycin C）：可以造成DNA烷基化，因此，丝裂霉素也是一种烷化剂。

- 放线菌素D（Dactinomycin）：能够与DNA结合来阻碍RNA合成。

抗微管剂：破坏细胞的有丝分裂

抗微管剂的作用原理和DNA关系不大，主要是通过影响"微管"来起作用。

微管是细胞骨架的一部分，负责维持细胞的形态和结构。我们知道，细胞的分裂过程需要在很多细胞"零件"的协作下进行。其

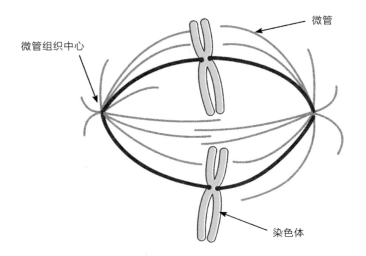

微管

微管组织中心

染色体

微管与细胞有丝分裂

中，微管的重要功能之一便是在细胞有丝分裂的过程中形成纺锤体[1]，把复制后的染色体拉开（见上图），进而促进细胞分裂的完成。不难看出，微管在细胞内的正确排列，对细胞（包括癌细胞）的顺利分裂具有极其重要的作用。抗微管剂则可以通过影响微管功能来破坏细胞的有丝分裂，进而达到杀死癌细胞的目的。

微管的结构具有高度动态化的特点，即每时每刻都在不断地聚

---

[1] 纺锤体：形似纺锤，是产生于细胞分裂前初期到末期的一种特殊细胞器。其主要元件包括微管(Microtubules)，附着微管的动力分子马达(Molecular motors)，以及一系列复杂的超分子结构。

合和解聚。因此，无论是抑制微管的聚合还是解聚，都能达到抑制微管功能的作用。抗微管剂主要包括长春花生物碱（Vinca Alkaloid）和紫杉烷（Taxane）两大类。具体来说，长春花生物碱的主要作用就是影响微管的聚合，而紫杉醇的作用则是影响微管的解聚。

化疗需要注意哪些问题？

常见的副作用

由于化疗药物对快速分裂的细胞都有杀伤力，其副作用还是不小的。比如骨髓里的造血干细胞，每天都要大量分裂来给我们制造新鲜血液，化疗就很有可能会杀死这些正常的造血干细胞，并抑制它们的正常造血功能，从而引发贫血、免疫力下降等副作用。

此外，常见的化疗副作用还有疲劳、脱发、易瘀伤和出血、易感染、恶心、呕吐、味觉改变、便秘、腹泻、口腔溃疡、喉咙疼痛、神经肌肉麻痹和疼痛、皮肤及指甲变化、泌尿问题、肾功能问题、注意力难集中和记忆力下降问题、体重变化、情绪变化、性功能障碍以及生育问题等。

通常上述副作用都不会很严重，而且不是永久的，但有些副作用出现以后需要及时就医，如38℃以上的高热、发冷、较严重的不明原因的瘀青和出血、皮疹、过敏、剧烈疼痛、呼吸困难、严重呕吐和腹泻、血便血尿、输液部位疼痛红肿等。

使用剂量需注意

在使用过程中，有些类别的化疗药物还有一些需要特别注意的问题。

比如说，有些烷化剂对骨髓细胞的损伤比较大，有小概率会在5 ～ 10 年后诱发白血病，而且用药剂量越大，治疗完成后出现白血病的概率也越大。另外，蒽环类抗生素在大剂量使用的情况下，可能会对心脏造成永久性损伤，因此，这类化疗药物的使用一般也有终身剂量限制。

荷尔蒙战争：
激素疗法

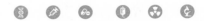

激素（又称荷尔蒙），是我们身体里很重要的一类化学信号分子。它不但影响一个正常人的生长、发育及情绪表现，更是维持体内各器官系统均衡运作的重要因素。微观上，荷尔蒙会通过与细胞表面的一系列受体结合，来控制细胞的生理活动。其中无可避免地，也会有不少荷尔蒙在影响着肿瘤细胞的生长和增殖。

激素疗法（又称荷尔蒙疗法、内分泌疗法）主要针对乳腺癌、前列腺癌等与激素水平密切相关的癌症类型，有时也会用来治疗由癌症引发的一些并发症。这里需要注意，癌症的激素疗法和我们在国内某百科网站上见到的那种治疗更年期出现的病症的激素疗法可不是一回事，错用后者甚至有完全相反的作用，大家在网上搜索资料时要注意甄别。

下面，我们就来分别介绍乳腺癌和前列腺癌两种癌症的激素疗法。

乳腺癌的激素疗法

疗法原理

与乳腺癌相关的激素主要是雌激素（estrogen）和黄体酮（progesterone）。这两种激素都和维持正常的女性性征有关，而有些乳腺癌细胞的生长也依赖于这两种激素。

现代医学在对乳腺癌的治疗研究中发现，即使乳腺细胞因为某种因素发生癌变，成为"异类"，却仍可能保留着原有的乳腺细胞的印迹——激素受体系统。我们把此类乳腺癌称为"激素依赖型乳腺癌"。

激素受体是否被保留了下来，决定了患者的乳腺癌是否为激素依赖型。通常情况下，在做相关检查时，医生会对肿瘤样本先进行激素受体检测，来判断病人是否适用激素疗法。根据检测结果，在激素依赖型乳腺癌中，拥有大量雌激素受体（estrogen receptor）的乳腺癌被称为"雌激素受体阳性（ER＋）乳腺癌"；拥有大量黄体酮受

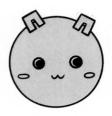

激素受体

正常乳腺上皮细胞

保留

遗失

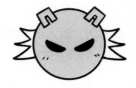

激素依赖型乳腺癌

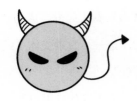

非激素依赖型乳腺癌

两种乳腺癌类型（依据激素受体划分）

体(progesterone receptor)的乳腺癌则被称为"黄体酮受体阳性（PR+）乳腺癌"。与之相对，如果 ER 和（或）PR 检测为阴性，则该乳腺癌细胞的生长和增殖不再受内分泌的调控，称为"非激素依赖型乳腺癌"。

临床上，超过 80% 的乳腺癌病人都同时是 ER+ 和 PR+ 的，这类病人有时也被统称为"荷尔蒙受体阳性（HR+）"。顺便一提，乳腺癌另外一个常用的分子标记物是"人类表皮生长因子受体 2（HER2）"，我们常听到的三阴乳腺癌（TNBC）就是指 ER/PR/HER2 三种标记物都为阴性的乳腺癌。

目前，乳腺癌的激素疗法主要针对的就是雌激素。

疗法分类

既然这些癌细胞尚未摆脱原生的"激素控制系统"，人们何不利用这个软肋，来控制癌细胞的增长？乳腺癌的激素疗法由此而来。从作用机制角度，激素疗法可以分为三种：抑制卵巢生成雌激素的功能、抑制雌激素的合成、抑制雌激素的功能。

◆ 第一类：抑制卵巢功能

我们首先要明确的一个简单道理是，由于雌激素和黄体酮都是由卵巢生成的，因此，只要从源头出发限制卵巢的功能，就可以降低体内的雌激素含量。由于女性绝经前后卵巢功能存在显著差异，还可以考虑针对不同情况，选取或暂时或长期的抑制方式：既可以通过手术、放疗等方法永久性抑制，也可以通过一些卵巢去势药物来暂时性抑制，让卵巢"休眠"。

可以用来抑制卵巢功能的药物主要为促性腺激素释放激素（GnRH）激动剂，如戈舍瑞林（Goserelin）和亮丙瑞林（Leuprorelin）。

◆ 第二类：抑制雌激素的合成

主要利用芳香化酶（也叫雌激素合成酶）抑制剂。

雄激素和雌激素的化学分子长得很像，女性体内有一部分雌激素，就是经由雄激素发生一步化学反应形成的。而催化这一步化学反应的酶，正是我们这里所讲的"芳香化酶"。芳香化酶对于雌激素的合成是必不可少的，也就是说，一旦芳香化酶被抑制，雄激素就不会转化为雌激素了。

由于绝经前女性的卵巢内芳香化酶水平太高，使用抑制剂的效果有限，故而这类药物主要用于绝经后女性的 ER 阳性乳腺癌的治疗。

常用的芳香化酶抑制剂包括阿那曲唑（Anastrozole）、来曲唑（Letrozole）和依西美坦（Exemestane）。三种药物效果基本相同，副作用也相似。其中，阿那曲唑和来曲唑与芳香化酶的结合是可逆的，也就是说，这两种药物只是暂时性地抑制芳香化酶的活性；而依西美坦则是能不可逆地永久性抑制芳香化酶活性。

◆ 第三类：干扰雌激素的功能

雌激素是通过刺激雌激素受体来刺激乳腺癌生长的。那么，除了上面提到的从源头上干预，我们是不是还可以在受体的运作过程中"动手脚"呢？答案是肯定的，通过一类药物便可以实现。此类药物的优势是受女性绝经的影响较小，主要包括"选择性雌激素受体调节剂"（SERM）和"选择性雌激素受体降解剂"（SERD）两种具体类型。

SERM 能够有效地阻断雌激素受体，让雌激素信号无法传导进乳腺癌细胞核中，从而抑制肿瘤的生长。但需要注意的是，这类药物具有"选择性"——它们可以一边在甲组织里充当拮抗剂的角色，另一边却在乙组织里变成激动剂。比如大名鼎鼎的他莫昔芬（Tamoxifen），在乳腺里充当的角色是拮抗剂，而在子宫和骨骼里充当的角色则是激动剂。

● 拮抗剂：指药物通过与细胞表面的雌激素受体（ER）结合，阻止体内正常的雌激素再次与 ER 结合来起作用，从而达到抑制肿瘤生长的目的。

● 激动剂：指药物可以模拟正常的雌激素来和 ER 结合起作用，其与受体结合可产生最大效应。

其他细胞

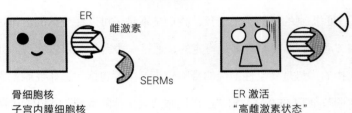

骨细胞核
子宫内膜细胞核

ER 激活
"高雌激素状态"

乳腺癌细胞

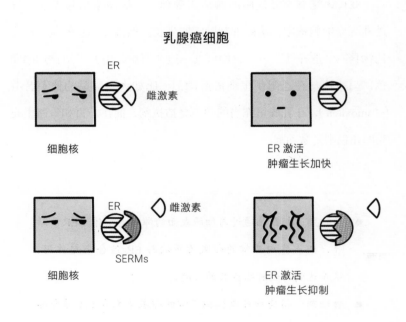

细胞核

ER 激活
肿瘤生长加快

细胞核

ER 激活
肿瘤生长抑制

选择性雌激素受体调节剂（SERMs）原理

我们打一个简单的比方，假设有一种食物叫 SERM，乳腺癌里的 ER 觉得它很难吃，甚至吃了之后，自身的生长都被抑制了；但对子宫内膜细胞、骨细胞的 ER 来说，SERM 非常美味，吃了它可以让自己精神焕发，但与此同时，一旦"吃得太高兴了"，也要承担雌激素受体的激动剂作用可能会带来的后果（如雌激素水平升高，导致子宫内膜上皮细胞增长，增加了子宫内膜癌变的风险）。

除了他莫昔芬，常用于乳腺癌治疗的 SERM 还有托瑞米芬（Toremifene）。

SERD 本质上也是一种拮抗剂，即与 SERD 结合后的雌激素受体会被降解。可以说，SERD 对所有雌激素受体"一视同仁"地起着抑制作用。然而在这种情况下，身体细胞无法感知雌激素的刺激，因此，此类药物可能带来的副作用与低雌激素的症状类似。

目前经过美国食品药品监督管理局（U.S. Food and Drug Administration，FDA）批准上市的 SERD 仅有一种：氟维司琼（Fulvestrant）。

需要注意哪些问题？

激素疗法主要用于早期 HR+ 乳腺癌的辅助治疗，以及晚期或转移后 HR+ 乳腺癌的治疗。

早期乳腺癌患者通常会连续服用 5 年的他莫昔芬，但有些新证据表明，芳香化酶抑制剂和他莫昔芬混合使用可能效果更好。比如有的患者就在 5 年的疗程里，起始 2 ~ 3 年使用他莫昔芬，而接下来的 2 ~ 3 年则换成芳香化酶抑制剂；也有些早期乳腺癌患者会直接选择 5 年都使用芳香化酶抑制剂作为辅助治疗手段，取得了不错的效果。当然，具体的治疗方案需要和医生研讨后确定。

对晚期或转移后的 HR+ 乳腺癌，激素疗法有时需要和靶向疗法结合使用。比如针对 HR+/HER2+ 乳腺癌的晚期已绝经患者，可以用拉帕替尼（Lapatinib）与来曲唑联合治疗，而 HR+/HER2− 乳腺癌的晚期已绝经患者，则可以用 CDK4/6 抑制剂帕博西尼（Palbociclib，又译哌柏西利）与来曲唑联合治疗。

此外，本章开始提到的治疗女性更年期综合征的激素疗法，主要通过补充雌激素来达到目的。而对 HR+ 乳腺癌的病人来说，采用这种激素疗法反而可能会促进肿瘤的生长。因此，这类病人需要仔细甄别治疗方案，避免使用激素来治疗更年期综合征。

激素疗法由于干扰了正常的激素功能，副作用相比其他疗法会有些不同。对乳腺癌患者而言，常见的激素疗法副作用包括潮热、盗汗、阴道干燥、月经不调（绝经前女性）、性欲减退、恶心、情绪变化、疲劳等。此外，由于人体很多其他器官的功能也与雌性激素相关，长期使用激素疗法会有很小的概率导致骨质疏松、子宫癌、血栓、中风、白内障等问题。

前列腺癌的激素疗法

疗法原理

前列腺癌的激素疗法原理最早是由加拿大科学家查尔斯·布兰顿·哈金斯（Charles Brenton Huggins）在 1941 年发现的，他也因此获得了 1966 年的诺贝尔生理学或医学奖。

与乳腺癌和雌激素的关系相对应，同前列腺癌有关的激素主要是雄激素，如睾酮、双氢睾酮等。雄激素对维持正常的前列腺功能必不可少，而有些前列腺癌细胞也依赖雄激素才能增殖。这类前列腺癌，医学上称为"去势敏感性前列腺癌"（CSPC）。

"去势"这个词，本意指睾丸移除，这里更偏向指减少雄激素。虽然肾上腺、前列腺癌细胞也会生成一些雄激素，但男性体内大多数雄激素都是由睾丸生成的，去势（移除睾丸）的本质，其实是减少雄激素，所以"去势敏感"也就是指此类癌症对减少雄激素的治疗方法敏感。因此对 CSPC 这种癌症，可以使用雄性激素剥夺治疗（ADT）。这里值得一提的是，很多早期癌症经过雄性激素剥夺治疗后会产生抗药性，并转变成"去势抵抗性前列腺癌"（CRPC）。曾经针对 CRPC 患者并无有效的激素疗法，但经过多年发展，目前我们已经有了新的激素疗法药物可以用于 CRPC 的治疗。

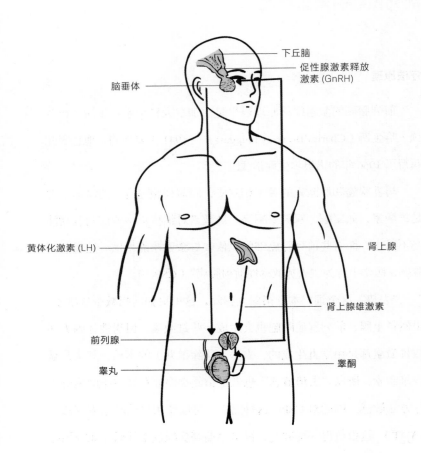

下丘脑

促性腺激素释放
激素 (GnRH)

脑垂体

黄体化激素 (LH)

肾上腺

肾上腺雄激素

前列腺

睾丸

睾酮

化学去势疗法原理

疗法分类

与乳腺癌的激素疗法类似，前列腺癌的激素疗法从机制上也分为三种：抑制睾丸生成雄激素的功能、抑制雄激素的功能、抑制雄激素的合成。

◆ **第一类：抑制睾丸功能**

第一类抑制睾丸生成雄激素的功能的治疗方法，就是我们刚刚提到的雄性激素剥夺治疗（ADT）。ADT 既包括手术去势（永久性地移除完整或部分睾丸）；也包括化学去势（又称药物去势），也就是使用如促性腺激素释放激素（GnRH）激动剂或 GnRH 拮抗剂等药物进行干预，阻断雄激素分泌。由于 GnRH 有时也被称为促黄体激素释放激素（LHRH），故这些药物也被称为"LHRH 激动剂（或拮抗剂）"。化学去势的好处是更方便，患者无须手术，也不会对患者心理产生较大影响，故而临床上更为常用。

GnRH 激动剂已有几十年历史，是一种相对比较传统的药物，其原理是利用了下丘脑——脑垂体的负反馈通路机制，可以概括为"先过度刺激，再降低"。正常情况下，当人体内睾酮水平较低的时候，GnRH 会促进脑垂体释放黄体生成素（LH），而黄体生成素又能指导睾丸生产更多的睾酮。刚开始服用药物时，因为 GnRH 激动剂可以模拟正常 GnRH 的功能，患者体内的睾酮水平会增加（"一过性升高"），但一段时间后，脑垂体会变得越来越不敏感，生成的黄体化激素也越来越少，最终形成睾酮降低的结果，阻止前列腺癌细胞的生长。目前，经 FDA 批准在美国上市的 GnRH 激动剂共有四种：亮丙瑞林（Leuprorelin）、戈舍瑞林（Goserelin）、曲普瑞林（Triptorelin）、组氨瑞林（Histrelin）。

而 GnRH 拮抗剂可以直接促进雄激素睾酮水平的降低，不会引起诸如骨痛加重的症状，是近年来出现的新的治疗药物。目前该类药物普遍使用的仅有一种：地加瑞克（Degarelix），于 2018 年 9 月在我国获批上市。此外，还有一种比地加瑞克副作用更大的 GnRH 拮抗剂叫作阿巴瑞克（Abarelix），但由于其某种不良反应发生率较高，该药于 2005 年被 FDA 撤市，目前仅在德国和荷兰销售。

在两类不同药物的使用过程中，我们已经提到过，由于 GnRH 激动剂的治疗初期，患者体内的雄激素水平有可能会出现"一过性升高"，存在病情短暂加重的风险。与 GnRH 激动剂相比，GnRH 拮抗剂最大的优势是不会出现此种现象。因此，GnRH 拮抗剂有望成为更理想的 GnRH 激动剂替代药物。

◆ 第二类：抑制雄激素的功能

第二类用于抑制雄激素功能的药，主要是非甾体类抗雄激素（NSAA）药物，这种药物能够阻断雄激素受体的功能。主要包括第一代药物氟他胺（Flutamide）、比卡鲁胺（Bicalutamide）、尼鲁米特（Nilutamide）和第二代药物恩杂鲁胺（Enzalutamide）、阿帕鲁胺

（Apalutamide）、Darolutamide（中文名暂无）等。

目前在第一代 NSAA 药物里，除比卡鲁胺外，其他两种已经很少使用。阿帕鲁胺和恩杂鲁胺开始被批准用于去势抵抗性前列腺癌（CRPC）的治疗，但得益于 2019 年的几个大型临床试验的良好结果，这两种药物又分别在 2019 年 9 月和 12 月被 FDA 批准，用于联合雄性激素剥夺治疗（ADT）来治疗转移性去势敏感性前列腺癌（mCSPC）。德国的拜耳公司研发的 Darolutamide，于 2019 年获 FDA 批准上市，用于非转移性去势抵抗性前列腺癌（nmCRPC）的治疗。

◆ **第三类：抑制雄激素的合成**

第三类能抑制雄激素合成的药物，主要是通过抑制一种叫作细胞色素 P450 17A1（CYP17A1）的蛋白质来工作的。CYP17A1 是雄激素合成途径里必不可少的一种催化剂，因此，抑制 CYP17A1 不仅可以像手术和化学去势那样抑制睾丸内的雄激素生成，同时还能抑制肾上腺和前列腺癌细胞内的雄激素生成，从而抑制前列腺癌细胞的生长。

也正因为如此，CYP17A1 抑制剂相比其他两类药物，对体内雄激素水平的抑制能力更强。目前最常使用的 CYP17A1 抑制剂是阿比特龙（Abiraterone acetate，又称乙酸阿比特龙酯、醋酸阿比特龙）。另有两款较老的 CYP17A1 抑制剂酮康唑（Ketoconazole）和氨鲁米特（Aminoglutethimide），在前列腺癌治疗中已经越来越少被使用了。

需要注意哪些问题？

从副作用角度来说，前列腺癌的激素疗法和乳腺癌的也较为类似。常见的副作用包括：潮热、体重增加、胰岛素抵抗、性欲减退、性功能障碍、骨质疏松、腹泻、恶心、男子女性型乳房（男性乳房肥大症）、疲劳、抑郁等。

其中，潮热、骨质疏松、抑郁等可以通过药物来控制，而适当运动对缓解诸如疲劳、体重增加、骨质疏松等副作用也有帮助。另外，在前列腺癌激素疗法开始前，对胸部进行短暂的放疗，可以预防男子女性型乳房，而一旦开始激素疗法后再进行短暂放疗就没有这样的效果了。

前面提到过，去势抵抗性前列腺癌（CRPC）也能用激素疗法治疗，主要是用阿比特龙和第二代 NSAA 药物恩杂鲁胺、阿帕鲁胺、Darolutamide 这几种药。其中，由于阿比特龙同样会降低身体内其他激素的水平，所以需要和泼尼松这种口服糖皮质激素药物配合使用，来缓解相关副作用。

另外，阿比特龙加泼尼松、恩杂鲁胺可以用来治疗转移性去势抵抗性前列腺癌（mCRPC），而阿帕鲁胺、Darolutamide 目前只能用于非转移性去势抵抗性前列腺癌（nmCRPC）的治疗。

需要说明的是，目前并没有临床试验的数据证实这几种药之间谁更好，可能有些医生会把阿比特龙和二代 NSAA 药物组合起来给患者使用，但目前并没有证据证实这样治疗会有更好的效果，反而有可能会产生更大的副作用。

前列腺癌的激素疗法还有一个需要注意的问题，即开始使用该疗法的时机，目前并没有准确的定论。

比如说，对于低风险的早期前列腺癌，一般采取手术、放疗或者观察等手段就够了，但也有医生会使用激素疗法（虽然一般并不推荐这样做）。另外，还有些患者，临床上没有任何症状，但从检测结果来看，可能需要激素疗法。比如有患者的前列腺特异性抗原（PSA）的水平在手术或者放疗后升高了，这时，一些医生认为越早开始激素疗法越好，因为早治疗可能会提早预防病情恶化；而另外一些医生则认为，应该等患者出现一些临床症状后再开始治疗，因为早治疗也可能造成更早地出现抗药性，影响后续治疗的有效推进。

除此之外，关于"连续用药"和"间断用药"哪个更好，目前也没有定论。连续用药指病人在指定的时段内持续服药；而间断用药则是指用一段时间、停一时间，比如用半年停半年，或者等 PSA 水平降到很低的时候就停止用药，等到 PSA 再次开始上升时继续用药。间断用药的好处是激素疗法的不良反应会小一点，但效果究竟有没有连续用药好，目前暂无统一的结论。

CANCER
REFERENCE
BOOK

精确制导：
靶向疗法

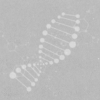

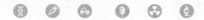

　　说起靶向药物，很多人都觉得是一种既高端又新潮的"神药"。事实上，靶向疗法在癌症治疗中的运用已经有近 20 年的历史了。

　　从本质上说，靶向疗法和化疗是一脉相承的。在 20 世纪 80 年代，人们对化疗的认识和研究已经相当成熟和完善了，当时的医学界也已经建立起了诸如"癌症是体细胞的遗传病""癌细胞内很多分子机器都与正常细胞不同"等科学观念。那时的人们便开始思考，与其采用什么细胞都杀的细胞毒性药物（化疗），不如尝试根据癌细胞的特点来对症下药的可能。比如，很多癌组织的生长需要生长因子这一"许可证"，那我们能不能阻止癌细胞获得这些"许可证"呢？正是这一类想法的不断升级，催生了我们本章中要谈到的靶向疗法。

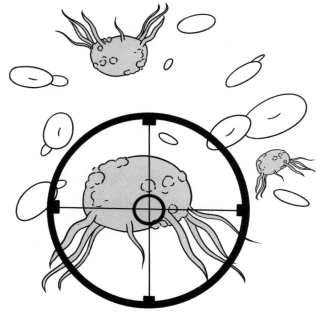

靶向疗法

什么是靶向疗法？

"靶向"二字，顾名思义，就是"瞄准目标，有的放矢"。这种疗法与化疗的区别首先就在于其特异性强，可以专门针对癌细胞里的特定靶标，精准制敌；其次，分子靶向药物在设计的时候，更看重其与靶标的相互作用，而化疗则只关注药物杀死分裂细胞的能力；

最后，化疗药物"不长眼睛"，在杀死癌细胞的同时还会杀死正常细胞，而分子靶向药物理论上只针对癌细胞，副作用会小很多。

一言以蔽之，靶向治疗的优势在于，治疗药物可以在细胞分子水平上有目标地选择结合点，干扰肿瘤细胞的生长，将其置于死地，而不会波及周围的正常细胞。通俗地说，就是精准打击体内细胞的"邪恶势力"，尽量不打扰"细胞良民"。所以理论上说，靶向疗法的副作用是小于化疗的——如果说化疗的结果是"杀敌一千，自损八百"的话，靶向疗法可能只是"杀敌一千，自损两百"了。

为了帮助大家更好地理解靶向疗法，我们来讲一个关于人类历史上第一款靶向药物——伊马替尼的故事。它更广为人知的身份，正是电影《我不是药神》里提到的药物的原型——格列卫。

伊马替尼的故事开始于1960年的费城，当地的两位科学家在七个慢性髓细胞性白血病（CML）病人身上提取的癌细胞中，发现了一个异常短小的染色体，他们敏锐地意识到，这也许同CML的形成有关，这个染色体随后被命名为"费城染色体"。可惜当时生物学仪器还很简陋，他们并不知道"费城染色体"的成因。

直到1973年，随着细胞遗传学的发展，芝加哥大学的科学家才发现"费城染色体"一部分来自22号染色体，另一部分来自9号染色体。也就是说，这些白血病病人的癌细胞内发生了染色体易位现象，即22号染色体的一大截和9号染色体的一小截交换了位置（见下图）。当然，那个时候还没人想到，这个正常细胞与癌细胞的差异可以被用来治疗白血病。

直到 20 世纪 80 年代，随着分子生物学的发展，人们发现这一染色体互换的现象，把两个本来在不同染色体上的基因——BCR[1]和 ABL 融合在了一起，而正是这个 BCR–ABL 融合基因，导致了 CML 的发生。

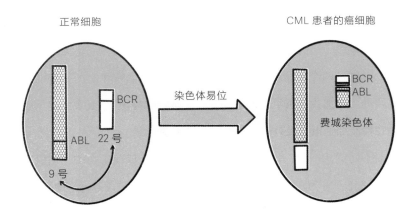

[1] 斜体表基因符号，非斜体表蛋白质名称。

1986 年，对 *BCR-ABL* 功能的研究又有了进一步发现：该基因编码的蛋白质是一种酪氨酸激酶，并且这种只存在于癌细胞中的激酶具有非常高的活性，可以持续刺激细胞的增长。这时，人们开始产生了一个很奇妙的想法：能不能通过抑制 *BCR-ABL*，来治疗慢性髓细胞性白血病呢？

故事讲到这里，所有发现和想法都还是停留在实验室里。

这通常是靶向药物研发的第一步，即通过基础研究找到合适的药物靶标，比如故事里的 *BCR-ABL*。像 *BCR-ABL* 这种对肿瘤生长有帮助，且只有癌细胞拥有，而正常细胞没有（或者正常细胞也有，但是正常细胞没有突变）的基因被称为驱动基因（driver gene，也有人译作"司机基因"）。造成驱动基因的突变则被称为驱动突变。

理解这两个概念非常重要，对理解癌症的诊断和治疗都有很大的帮助。比如我们常听说的"癌症分子标记物检测"，很多情况下就是在检测细胞里有没有驱动基因和驱动突变。

不妨假想一下，在我们的体内生活着一个日夜工作的"司机"，细胞究竟要往好的方向走还是坏的方向走，都是由这个司机说了算。如果一个人身体非常健康，就意味着他的体内细胞的司机方向选对了，没有癌变基因；然而，一旦这个司机由于某种原因开错了方向，或者发生了突变，就会让一个正常细胞变成癌细胞。所以想让这个癌细胞终结，就要将目标对准这个"有问题的司机"，并把它"干掉"。

由于驱动基因在癌细胞和正常细胞中的表现形式不一样，理论上都可以用作药物靶标，但在实际运用中，还要考虑这个靶标能不能用药物处理。比如，九成的胰腺癌病人都有 KRAS 原癌基因的突变，但人类至今还没能找到可以直接处理癌细胞中突变了的 KRAS 的药物。

不过，BCR-ABL 就是一例很完美的靶标。除了只存在于癌细胞中之外，BCR-ABL 的产物还是一种酶，而酶一般会有活性位点（可以发生化学反应的集团），比较好用药物处理。治疗中需要做的，便是抑制（而不是激活）BCR-ABL 的功能，从而诱导 BCR-ABL 阳性细胞生长停滞和凋亡——这当然是个好消息，毕竟，"破坏"这件事儿总是要比"创造"容易得多。

所以到了 1993 年，制药巨头诺华开始和大学里的实验室合作，寻找能抑制 BCR-ABL 的药物。他们的策略很简单，就是对数据库里的所有药物进行筛选，颇有"神农尝百草"的意味。其实，这种策略现在也广泛使用在药物研发中，不过一般会加入计算机程序中，用于辅助药物设计，减小搜索的范围。

他们筛选的结果是找到了一种代号为 STI-571 的药物，它可以在白血病的细胞系中抑制 BCR-ABL 的功能，从而杀死白血病细胞。而 STI-571，就是我们这里讲到的主角伊马替尼。

至此，伊马替尼的临床前研究已经全部完成，下一步就是进行激动人心的临床试验了！

临床试验对现代循证医学来说是非常重要的，正规的临床试验可以告诉我们药物的效果、剂量、副作用等信息。目前在美国，由于 FDA 对新药把关严格，一项药物的临床试验的费用能达到 4000 万～5000 万美元。

伊马替尼的临床试验开始于 1998 年，试验结果非常惊人：95% 的早期慢性髓细胞性白血病患者使用伊马替尼后，体内的癌细胞被正常血液细胞替代，癌症基本消失。随后在 2001 年，伊马替尼获 FDA 批准上市，将慢性髓细胞性白血病的五年生存率从 31% 提升到了 59%。同年，美国《时代》杂志封面上赫然出现了格列卫的图片，杂志宣传语除了采用"革命性的药物"字样，更是将其誉为"射向癌症的一发子弹"，一时风头无两。

作为人类医学史上的里程碑事件，伊马替尼的出现不仅使慢性髓细胞性白血病从"绝症"变成可治疗的疾病，其研发史更为药物开发提供了新的范式，同时彰显出了基础科学研究对人类健康的重要性。

自 1960 年费城染色体被发现，到 2001 年伊马替尼的上市，整个过程中经历了从基础研究到临床研究的转变，最终得到了一种稳定、可以口服、副作用小、效果好的抗癌药物，前后历经 41 年的时间。伊马替尼也是人类历史上第一种小分子靶向药物。

从伊马替尼的研发逻辑中我们可以看出，使用靶向疗法的前提是病人体内有靶标。比如约 5% 的慢性髓细胞性白血病患者体内没有

BCR-ABL 融合基因，伊马替尼或者其他酪氨酸激酶抑制剂就对他们没有效果。

对靶标的检测是使用靶向疗法的前提之一。本书附录里就收录了美国和中国目前上市的大多数常见靶向药物，其中也包括部分药物的相关靶标，供大家参考。

靶向疗法药物的分类

根据药物成分划分

根据药物成分，靶向疗法的药物可以分为小分子抑制剂（small molecular inhibitors）和单克隆抗体（monoclonal antibodies）。

小分子抑制剂：通常可以比较容易地进入细胞，直接抑制某些细胞内蛋白的活性。例如用于治疗慢性粒细胞白血病和胃肠道间质瘤的格列卫（Gleevec，通用名伊马替尼/Imatinib）；以表皮生长因子受体（EGFR）为靶点，用于治疗非小细胞肺癌的、阿斯利康公司生产的易瑞沙（Iressa，通用名吉非替尼/Gefitinib）和瑞士罗氏集团生产的特罗凯（Tarceva，通用名厄洛替尼/Erlotinib）均属此类，并已进入临床应用。这类药物多为口服使用。

单克隆抗体：此类药物因为分子比较大，通常很难进入细胞内，多通过与细胞表面的蛋白结合来起作用。比如用于治疗淋巴瘤的美罗华（Mabthera，通用名利妥昔单抗/Rituximab）；用于治疗乳腺癌的赫赛汀（Herceptin，通用名曲妥珠单抗/Trastuzumab）等。这类药物通常通过静脉注射给药。

> **注** 这两类药品在命名上有一定的规律。比如小分子抑制剂的中文通用名多用"尼"和"米"来结尾（英文通用名通常以"ib"结尾），而单克隆抗体药物的中文通用名则多用"单抗"（英文常以"mab"结尾）。

根据药物靶标划分

而根据药物靶标，常用的靶向疗法的药物又可以分为以下几个主要大类：激酶抑制剂（kinase inhibitor）、蛋白酶体抑制剂（proteasome inhibitor）、血管生成抑制剂（angiogenesis inhibitor）、多聚二磷酸腺苷核糖聚合酶抑制剂［poly(ADP-ribose) polymerase inhibitor，简称PARP 抑制剂］等。

◆ 激酶抑制剂

激酶抑制剂是癌症治疗里最常见的一类靶向药物，目前已经获批上市的抗肿瘤激酶抑制剂有 40 多种。这类药物的中文通用名多以"替尼"结尾（英文常以"nib"结尾），包括我们前面提到的伊马替尼（Imatinib）。

激酶是细胞内很重要的一类信号传导分子，可以控制细胞的生长和分裂。绝大多数的激酶抑制剂都是酪氨酸激酶抑制剂（TKI），这种抑制剂的主要作用是抑制细胞信号的传导，从而抑制肿瘤细胞的生长和增殖，促进肿瘤细胞的死亡。

由于很多种癌症都涉及被异常激活的激酶，因此，抑制激酶的活性，就成了特异性杀死癌细胞的重要策略之一。

◆ 蛋白酶体抑制剂

蛋白酶体抑制剂主要用于多发性骨髓瘤的治疗。此类药品的中文通用名经常以"佐米"（zomib）结尾。在细胞内，每时每刻都会合成大量新的蛋白质，也有大量旧的蛋白质会被降解。为了维持细胞的正常工作，蛋白质水平的动态稳定至关重要。蛋白酶体便是细胞用来降解不需要的蛋白质的主要场所，就像人体内有一辆垃圾车，把蛋白质送往蛋白酶体这个"垃圾处理厂"。在那里，蛋白质会被降解成多肽，供细胞重复利用。

与正常细胞相比，狡猾的癌细胞通常会通过各种方式抵御细胞凋亡。然而，很多原本可以促进癌细胞凋亡的因子也会被送到蛋白酶体这个"垃圾处理厂"，进而被降解。因此，抑制蛋白酶体，可以保住这些因子免于被降解，从而促进癌细胞的凋亡。

目前上市的蛋白酶体抑制剂有三种：硼替佐米（Bortezomib）、卡非佐米（Carfilzomib）和依沙佐米（Ixazomib）。

◆ **血管生成抑制剂**

血管生成抑制剂主要的功能是通过抑制血管生成来阻碍实体肿瘤的生长。肿瘤在长到一定大小后需要新的养分，这些养分必须通过生成新的血管来供给。通常情况下，癌细胞会分泌一些信号分子（如血管内皮生长因子）来刺激血管生成。大多数血管生成抑制剂就是针对这些信号分子或者它们的受体，来阻止新的血管在肿瘤内生成。简单地说，没有了养分的供给，肿瘤就会被"饿死"了。需要注意的是，一般的血管生成抑制剂只能控制肿瘤的生长，所以需要使用配合其他药物来彻底消灭癌症组织。

目前已有多种血管生成抑制剂上市，如用于治疗结直肠癌、肾癌和肺癌的贝伐珠单抗（Bevacizumab）[1]，用来治疗肾癌、胰腺神经内分泌肿瘤和胃肠道间质瘤的舒尼替尼（Sunitinib），用于治疗多发性骨髓瘤的沙利度胺（Thalidomide）等。

---

[1] Bevacizumab：又译为贝伐单抗。本书统一采用"贝伐珠单抗"译法。

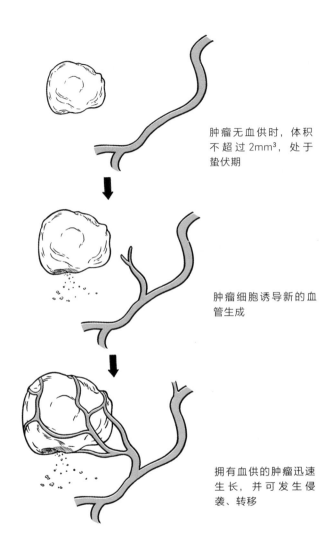

肿瘤无血供时，体积不超过 2mm³，处于蛰伏期

肿瘤细胞诱导新的血管生成

拥有血供的肿瘤迅速生长，并可发生侵袭、转移

肿瘤的血管生成

◆ PARP 抑制剂

PARP 抑制剂是近些年兴起的一类新型靶向药物，也是第一种把"合成致死"机制引入到临床的靶向药物。在第一款 PARP 抑制剂奥拉帕尼（Olaparib）于 2014 年获批上市后，又有另外三款 PARP 抑制剂在近几年获批上市，分别是芦卡帕尼（Rucaparib）、尼拉帕尼（Niraparib）、他拉唑帕尼（Talazoparib）。

在我们体内，包括癌细胞在内的所有细胞，如果 DNA 损伤得不到有效修复就会死亡。而有一些癌症，癌细胞本身修复 DNA 的能力就有缺陷，比如拥有 *BRCA1* 和 *BRCA2* 突变[1] 的乳腺癌和卵巢癌等。

PARP 抑制剂就是一种能够影响癌细胞的 DNA 修复能力的药物。PARP 的一项重要功能就是修复已损伤的 DNA，但其修复 DNA 损伤的途径和 *BRCA1/2* 不同，并且有一定的互补作用，两种修复途径只要有一种是完整的细胞就能够存活，因此，*BRCA1/2* 突变型乳腺癌就格外依赖于 PARP 修复 DNA 损伤的能力。给这类癌症使用 PARP 抑制剂，可以对癌细胞修复 DNA 损伤的能力进行毁灭式打击，从而使其得不到有效修复，促进癌细胞的凋亡。

由于只有在 *BRCA1/2* 和 PARP 同时有缺陷的情况下细胞才会死亡，这种杀死癌细胞的机制就被称为"合成致死"（如下图所示）。

---

[1] *BRCA1/2* 是两种具有抑制恶性肿瘤发生功能的基因，在调节人体细胞的复制、遗传物质 DNA 损伤修复、促进细胞的正常生长方面有重要作用。拥有这个基因突变的家族倾向于具有高乳腺癌发生率，通常发生在较年轻时，病人的两侧乳房都患癌，且同时患有卵巢癌。

近些年，得益于基因编辑技术（CRISPR 技术）的发展，我们应该会见到越来越多的"合成致死"抗癌药。

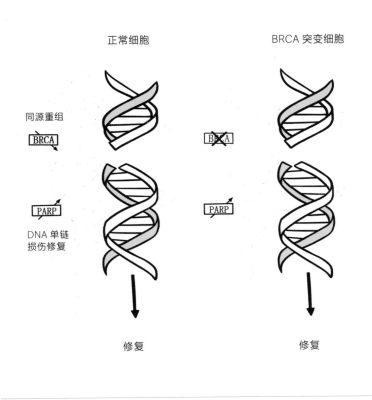

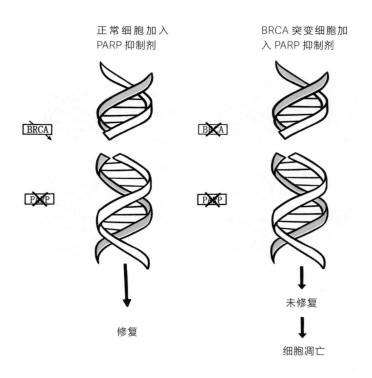

正常细胞加入 PARP 抑制剂

BRCA 突变细胞加入 PARP 抑制剂

BRCA

PARP

修复

BRCA

PARP

未修复

细胞凋亡

靶向疗法需要注意哪些问题？

虽然为靶向疗法"吹"了这么久，事实上它也并非"完美疗法"，否则，为什么医生不把它推荐给所有癌症患者呢？下面，我们就来说说它的问题。

首先，我们前面提到靶向疗法有用的前提是存在"靶标"，换言之，没有特定靶标的病人就无法使用靶向疗法，因此，它的适用对象是有限的，并不是所有病人都能从靶向疗法中受益。

其次，人类对目前很多已知的分子靶标还是处于束手无策的状态，也就是说，很多靶标即使已经被发现，当前也找不到任何合适的药物来针对它们。

另外，虽然从理论上说，靶向药的副作用小于化疗，但它也不是完全没有副作用的。靶向药物常见的副作用包括腹泻、肝脏问题（肝炎和转氨酶升高等）、皮肤问题（痤疮样皮疹、皮肤干燥、指甲变化以及头发脱色等）、伤口愈合速度较慢、高血压等。在此需要进一步说明的是，对靶向疗法而言，有些情况下，出现某些副作用可能是"好事"，因为这说明药物正在起作用。比如说，在使用表皮生长因子受体（EGFR）抑制剂厄洛替尼（特罗凯）和吉非替尼（易瑞沙）之后出现了痤疮样皮疹的患者，其生存和预后都要更好。同样，在使用血管生成抑制剂贝伐珠单抗（安维汀，又译阿瓦斯汀）之后出现了高血压症状的患者，通常也比没有出现高血压症状的患者治疗结果更好。

最后，和化疗一样，靶向疗法也不能避免癌症的复发及抗药性的产生。因为癌细胞太聪明了，有的时候会进化出某些新的驱动突变，从而戒掉对原有驱动突变的"依赖"，让分子靶向药物不再起作用。

我们继续用伊马替尼做例子。伊马替尼除了可以用来治疗白血病外，还可以用于胃肠道间质瘤（GIST）的治疗。在伊马替尼出现前，GIST 的治疗很依赖化疗。但是据统计，在使用化疗药物后，95% 的 GIST 患者会出现抗药性（关于"抗药性"，本书第十章第二节将做详细介绍），原因之一是癌细胞会过量表达 MRP1 蛋白，这种蛋白的功能是"排毒"，就是把细胞内的化疗药物排到细胞外面去。

后来科学家们发现，绝大多数 GIST 患者都有 *KIT* 基因突变（少量有 *PDGFRA* 基因突变），而 *KIT* 和 *PDGFRA* 编码的蛋白都属于酪氨酸激酶（细胞内的信号传导分子），因此，伊马替尼也能抑制 *KIT* 的功能。

临床试验显示，伊马替尼能使晚期 GIST 患者的存活中位数从 19 个月上升到 60 个月。但是试验结果同样显示，约 60% 的患者在两年内就会出现抗药性，其中 20% 的患者一开始就存在抗药性（原初抗药性，primary resistance），而 40% 的患者是因为在 *KIT* 基因中出现了新的驱动突变（次级抗药性，secondary resistance）。出现了抗药性的患者，可以选择加大伊马替尼的剂量，或者使用二线疗法[1]。GIST的二线疗法是另一种受体酪氨酸激酶抑制剂——舒尼替尼。在对舒尼替尼也产生抗药性的情况下，还有第三酪氨酸激酶抑制剂——瑞戈非尼（Regorafenib）可供选择。

如果你要问，对瑞戈非尼也产生抗药性的话该怎么办呢？这个问题的答案，或许就是我们下一章要介绍的主角——免疫疗法。

---

[1] 二线疗法：不能手术切除肿瘤的病人最先被推荐使用的方案叫作一线疗法，采用这个方案治疗初期有效，但是一段时间后由于化疗药物敏感性下降等原因导致疾病出现复发和进展，再采用的化疗方案就是二线疗法。

当红小生：
免疫疗法

我们都知道，免疫系统是人体的保护伞，既可以帮我们抵御细菌、病毒等外来病原物的入侵，又能帮我们识别和消灭癌细胞。从广义上讲，我们把借助人体免疫系统来治疗癌症的方法统称为"免疫疗法"。可以说，免疫疗法是近些年癌症治疗的最重要突破，是继手术、放疗、化疗、靶向疗法后的癌症治疗"第五大支柱"。

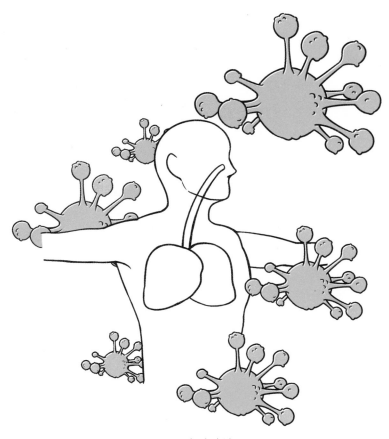

免疫疗法

利用免疫系统治疗癌症的思路其实已经有很长的历史了。早在1891年，纽约医生威廉·科莱（William Coley）就尝试通过给病人注射减活的细菌来激活免疫系统，希望借助"以毒攻毒"来治疗癌症。然而，由于当时缺乏标准化生产流程等原因，虽然很多癌症患者经科莱医生的治疗显示了很好的结果，其他医生却很难再现他的治疗效果。直到近一二十年，人们才逐渐理解了癌症和免疫系统的互动关系，真正有效的免疫疗法在近十年才出现。

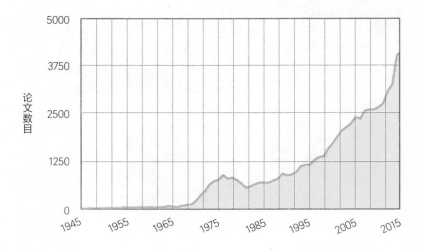

与癌症免疫疗法有关的论文数（PubMed）

目前的免疫疗法主要有三种思路：

① 免疫检验点抑制剂；

② T 细胞转移疗法；

③ 癌症治疗疫苗。

免疫检验点抑制剂

免疫检验点抑制剂，尤其是针对 PD-1/PD-L1 的药物，可以说是目前最成功的免疫疗法，这类药物让很多曾经被宣告"无药可治"的晚期癌症患者看到了希望。2018 年的诺贝尔生理学或医学奖，就授予了发现免疫检验点机制的两位科学家詹姆斯·艾利森（James P. Allison）和本庶佑（Tasuku Honjo）。

那么，这种神奇的药物到底是如何工作的呢？

疗法原理

免疫系统的一大特点是能区别"自己"和"非己"，能够排斥和破坏进入人体的抗原物质，清除自身产生的损伤细胞和肿瘤细胞，维持人体内部环境的平衡和稳定。而免疫检验点，就是免疫系统用来区分"自己"和"非己"的一种方式。

免疫检验点本来是对人体有益的一种正常生理活动，对免疫系统来说，就像有一个将领在指挥着免疫系统是该继续作战还是偃旗息鼓，目的是防止出现自身免疫反应，甚至发生疾病。比如系统性红斑狼疮这样的自身免疫性疾病，就是免疫细胞错误地攻击了自身组织造成的。

可是对狡猾的癌症来说，免疫检验点的存在也成了一种很好的伪装方式，能让癌细胞伪装成正常细胞，躲避免疫系统的识别，并进行增殖。

那么，这种"伪装"是怎么实现的呢？这就要从免疫检验点的工作原理讲起。

免疫检验点的工作方式有些复杂，简单来说，就是癌细胞表面有一种携带肿瘤特异性抗原的分子，叫作 MHC（主要组织相容性复合体）分子。T 细胞[1]在进入肿瘤所在的位置后，可以通过其表面的T 细胞受体与 MHC 分子结合，来识别肿瘤细胞。在发现肿瘤细胞后，T 细胞就会释放一种干扰素，影响周围的细胞。

正常情况下，干扰素的作用是通知周围的正常细胞："坏蛋已经被我发现了，我要大开杀戒了！好人快做好准备！"接下来，作为"好人"的正常细胞会做的准备之一，就是在细胞表面生成一种叫"PD-L1"的分子。PD-L1 分子可以被 T 细胞表面的 PD-1 分子识

---

[1] T细胞：指T淋巴细胞。在人体胚胎期和初生期，骨髓中的一部分多能干细胞或前T细胞迁移到胸腺内，在胸腺激素的诱导下分化成熟，成为具有免疫活性的T细胞。T细胞的再循环有利于广泛接触进入体内的抗原物质，加强免疫应答，较长期保持免疫记忆。

别，这样 T 细胞就能区分敌我了。所以正常情况下，T 细胞不会对有 PD-L1 分子的细胞进行破坏。

但问题是，肿瘤细胞也会受到干扰素的影响生成 PD-L1 分子，从而伪装成正常细胞，不会被 T 细胞杀死。不仅如此，部分癌细胞还会突变，生成多个 PD-L1 基因，进一步增加其细胞表面的 PD-L1 数量，躲避免疫系统的"追杀"。

免疫检验点抑制剂，顾名思义，就是可以抑制免疫检验点功能的一种药，比如抑制 PD-1 与 PD-L1 的结合。这种抑制剂起作用的前提之一是肿瘤微环境中存在大量的抗肿瘤 T 细胞，药物的作用无非是开闸放出这些"洪水猛兽"。因此，在免疫检验点的功能被抑制后，T 细胞就可以正常识别并杀死癌细胞了。

很多人都说，免疫检验点抑制剂的出现是一次范式转移[1]，理由主要有两点：

第一，与以往的药物不同，免疫检验点抑制剂针对的不是癌细胞，而是 T 细胞。

第二，免疫检验点抑制剂的作用方式并不是像化疗、靶向疗法那样直接杀死癌细胞，而是激活 T 细胞。

这种全新的模式，为癌症治疗开启了无限可能，也有很多人在尝试将免疫检验点抑制剂和传统方法结合。同时，免疫检验点抑

---

[1]范式转移：一种在基本理论上对根本假设的改变。可大概理解为，一个科学研究领域里，过去大家共同认可的理论体系或假设等发生了改变。

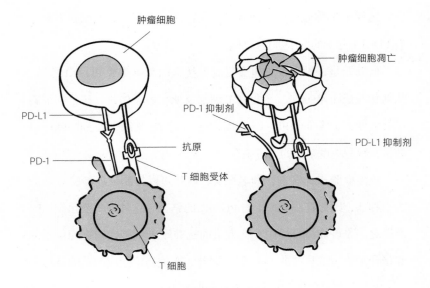

肿瘤细胞

肿瘤细胞凋亡

PD-L1

PD-1 抑制剂

抗原

PD-L1 抑制剂

PD-1

T 细胞受体

T 细胞

免疫检验点抑制剂原理

制剂之间也可以配合使用。举个例子，晚期黑色素瘤患者可以先适当地用放化疗杀死一些癌细胞，而死亡的癌细胞会引起免疫系统的注意，从而提高肿瘤处的 T 细胞浓度。这时再用抗 CTLA-4 或抗 PD-1 的药物，效果会更好。抗 CTLA-4 和抗 PD-1 的药物由于针对的检验点不同，也是可以一起使用的。

已上市药物

目前经美国 FDA 批准上市的免疫检验点抑制剂共有七种（见下表），而经我国国家药品监督管理局（NMPA）批准上市的只有四

中美两国已批准上市的免疫检验点抑制剂（2019 年 11 月）

药物通用名	商品名	免疫检验点	上市时间（美国/中国）	厂商	国内零售价[1]（万元/年）
伊匹单抗 Ipilimumab	Yervoy	CTLA-4	2011/未上市	百时美施贵宝	未上市
纳武利尤单抗 Nivolumab	欧狄沃 Opdivo	PD-1	2014/2018	百时美施贵宝	30 ~ 60
帕博利珠单抗 Pembrolizumab	可瑞达 Keytruda	PD-1	2014/2018	默沙东	30 ~ 60
阿特珠单抗 Atezolizumab	特善奇 Tecentriq	PD-L1	2016/未上市	罗氏	未上市
阿维鲁单抗 Avelumab	巴文西亚（"B 药"）Bavencio	PD-L1	2017/未上市	默克/辉瑞	未上市
度伐单抗（德瓦鲁单抗）Durvalumab	"I 药" Imfinzi	PD-L1	2017/未上市	阿斯利康	未上市
Cemiplimab	Libtayo	PD-1	2018/未上市	再生元	未上市
特瑞普利单抗 Toripalimab	拓益	PD-1	未上市/2018	君实生物（国产）	10 ~ 20
信迪利单抗 Sintilimab	达伯舒	PD-1	未上市/2018	信达生物（国产）	10 ~ 20
卡瑞利珠单抗 Camrelizumab	艾瑞卡	PD-1	未上市/2019	恒瑞医药（国产）	10 ~ 20

1 价格仅供参考，有关医疗保险、慈善赠药等信息请咨询医院、药店或生产厂家。

种，其中纳武利尤单抗（Nivolumab，商品名 Opdivo，中文商品名"欧狄沃"，俗名"O 药"）和帕博利珠单抗（Pembrolizumab，商品名 Keytruda，中文商品名"可瑞达"，俗名"K 药"）同时被中美两国批准，也是目前世界范围内最成功的两种免疫检验点抑制剂。

从临床试验的数据看，国产免疫检验点抑制剂的效果不亚于进口药物。此外，由于这个领域的研究进展非常快，目前也有非常多临床试验正在进行，几乎每隔几个月，这张表的内容就会更新，请大家多多关注新闻、FDA 或国家药品监督管理局网站来获取最新的药物信息。

要注意的问题

首先，与大多数抗癌药一样，免疫检验点抑制剂也是有很多副作用的，严重的可能危及生命。当然，大多数副作用都是可以通过断药、使用皮质类固醇或其他方法处理，而具体的副作用会因为病人不同的身体状况、癌症种类、药物类型和剂量而存在差异。

从原理上看，在免疫检验点被抑制以后，正常的细胞和组织也是有可能被 T 细胞当成"非己"来攻击的，从而引发各种与免疫相关的问题。常见的副作用包括疲劳（见于 20% ~ 30% 的患者）、皮疹（见于 15% ~ 20% 的患者）、瘙痒（见于 10% ~ 20% 的患者）、腹泻（见于 10% ~ 15% 的患者）和恶心（见于 10% ~ 15% 的患者），而罕见的较严重的副作用则包括糖尿病、肝炎、肺炎、肾炎、心肌炎、甲状腺功能亢进或减退等。为此，美国临床肿瘤学会（ASCO）有长达60页的指南来指导医师处理免疫检验点抑制剂的相关副作用。[1]

其次，免疫检验点抑制剂虽好，但也不是万能的，尤其是目前我们还不能非常好地区分对药物有反应和无反应的患者，这点就与靶向疗法很不同。比如，我们很容易知道有费城染色体的白血病患者在使用伊马替尼或其他酪氨酸激酶抑制剂后，很有可能获得不错的效果。而对于检验点抑制剂的药效，目前还没有完美的标记物可验证，因此，对任何标记物的检测结果都不能确保使用免疫检验点抑制剂会有效果。

现在最常用的临床标记物包括：肿瘤细胞中肿瘤突变负荷（TMB）、微卫星不稳定性（MSI）、错配修复（MMR）的状态和PD-L1的表达量。

在前面讲原理的时候我们提到，免疫检验点抑制剂若要起作用，至少需要两个条件：第一，存在能通过肿瘤特异性抗原识别肿瘤的T细胞；第二，这些T细胞是因为免疫检验点的限制而不能杀死肿瘤细胞。

针对第一个条件，凡是高肿瘤突变负荷（High TMB）、高微卫星不稳定性（MSI-High）或错配修复缺陷（dMMR）的肿瘤，都更有可能存在大量肿瘤特异性抗原，也就是说，存在这三种状况的肿瘤患者更有可能受益于免疫检验点抑制剂。

---

[1] 详情可访问网站：https://ascopubs.org/doi/full/10.1200/JCO.2017.77.6385

针对第二个条件，因为大多数免疫检验点抑制剂直接针对 PD-1 与 PD-L1 的相互作用，所以，如果肿瘤细胞表面有很多 PD-L1 的话，理论上用药效果会更好。

此外，还有一些潜在的标记物正在被研究，比如某些癌症驱动突变、肿瘤组织中 T 细胞的类型和数目、肠道微生物等，这里就不深入介绍了。

最后，因为免疫检验点抑制剂在美国的上市早于中国，有些适应癌症在美国被批准了，但是在中国还没有被批准。比如说"K 药"在美国可以被用来治疗 13 种癌症，但在中国目前只能被用来治疗部分黑色素瘤和非小细胞肺癌。虽然此类药物的说明书更新很快，但在药物被批准前将其用在其他癌症上，可能涉及"超说明书"（off-label）用药的问题（详见附录"标签外用药和使用未上市药物"一节）。

T 细胞转移疗法

T 细胞转移疗法也是近些年来革命性的癌症治疗方法之一，拯救了很多走投无路的患者。其中最出名的患者应该是美国小女孩艾玛·怀特海德。

艾玛五岁的时候，被诊断有急性淋巴细胞白血病（ALL），并接受了多次化疗。2011 年，六岁的艾玛癌症第一次复发，在接受骨髓移植一年后第二次复发。在 2012 年，像艾玛这样的复发 / 难治性 ALL 患者几乎没有任何治疗选项。

为了活下去，艾玛参与了 CTL019（也就是现在已经被 FDA 批准上市的药物 Tisagenlecleucel）的一期临床试验，结果非常令人惊喜：从 2012 年至今再无复发。艾玛现如今已然成为这种疗法的"代言人"，而以艾玛名字命名的基金会[1]，也正在帮助更多患有白血病的儿童接受 T 细胞转移疗法。

疗法原理

T 细胞转移疗法也被称为"过继细胞疗法"（Adoptive cell therapy，ACT）。这种疗法的一般过程是：将患者的 T 细胞取出，然后在实验室内大量培养，并进行筛选或改造，最后再将人工培育的 T 细胞移植回患者的身体内。

这个流程体现了 T 细胞转移疗法的两大特点：第一，这种疗法是非常具有个性和靶向性的，也就是说，给每位患者注射的细胞都是依据患者自身情况"量身定制"的，提高了打击的精准度；第二，这种疗法给患者注射的并不是前面那些小分子抑制剂或单克隆抗体，而是真真正正的"活细胞"，这些活细胞在患者体内可以继续增殖，并保持抗肿瘤能力。

根据抗肿瘤 T 细胞的来源，T 细胞转移疗法主要分为两种：肿

---

[1] 该基金会网址：https://emilywhiteheadfoundation.org/

瘤浸润淋巴细胞（TIL）疗法和嵌合抗原受体 T 细胞（CAR-T）免疫疗法。

TIL 疗法：取出患者身体里的肿瘤组织，从中提取免疫细胞（主要是抗肿瘤 T 细胞），在体外使用一种细胞因子来刺激细胞扩增、筛选，最后回输患者体内。这种疗法不但增加了 TIL 细胞的数量，还激活了 TIL 细胞的抗肿瘤能力。大部分关于 TIL 疗法的研究都集中于黑色素瘤，因为黑色素瘤中所含的抗肿瘤 T 细胞较多。

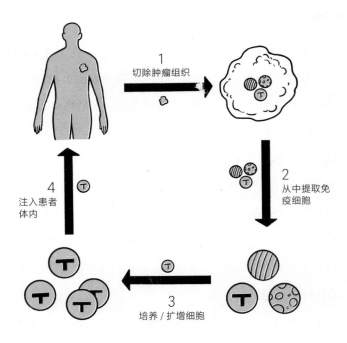

TIL 疗法

CAR-T 疗法：需要用到一种类似"转基因"的技术。即从患者体内取出 T 细胞，通过转入一种既能识别肿瘤细胞，又能激活 T 细胞来杀死肿瘤细胞的"超强外挂"——嵌合抗原受体（CAR），将

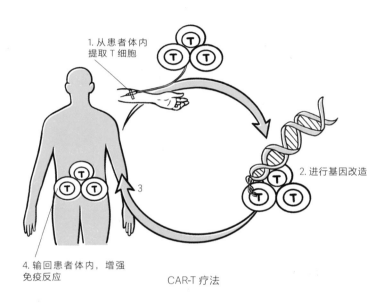

1. 从患者体内提取 T 细胞

2. 进行基因改造

3

4. 输回患者体内，增强免疫反应

CAR-T 疗法

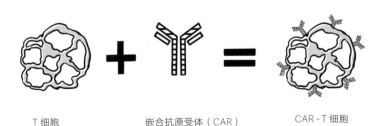

T 细胞　　　　嵌合抗原受体（CAR）　　　　CAR - T 细胞

患者自身血液中的普通 T 细胞进行"重新包装",提高战斗力,变成能够攻击癌细胞、对抗肿瘤的"CAR-T 细胞",再把这种升级后的 CAR-T 细胞重新输回患者体内。

已上市药物

T 细胞转移疗法中,TIL 疗法目前还在试验阶段,但已经有两种 CAR-T 细胞疗法获 FDA 批准上市(见下表)。另据中国国家药监局药品审评中心(CDE)的消息,小女孩艾玛使用的 Tisagenlecleucel 已获批在我国进行临床试验。而国产的 CAR-T 细胞疗法虽然目前还未上市,但相关的临床试验数目也已经位列世界第一。

药物通用名	Tisagenlecleucel	Axicabtagene Ciloleucel
上市时间(美国)	2017	2017
厂商	诺华(Novartis)	吉利德(Gilead)
已批准的适应癌症	B 细胞型急性淋巴细胞白血病(B-ALL) B 细胞非霍奇金淋巴瘤(B-NHL)	B 细胞非霍奇金淋巴瘤(B-NHL)
零售价[1](万美元/次)	4.75	3.73

1 美国市场价,仅供参考。

需要注意的问题

从原理上看，CAR-T 疗法面临两大问题：第一，改造后的 T 细胞过于强大，存在引发"细胞因子风暴"（又称"细胞因子释放综合征"）的巨大临床风险；第二，改造后的 T 细胞也会误伤正常细胞。

正常状态下，T 细胞会释放细胞因子来辅助杀敌，而 CAR-T 细胞在发现癌症后，也会在短时间内释放巨量细胞因子。这本来是好事，但释放得太多、太快，就会造成病人发高热、血压骤降甚至呼吸困难，严重的细胞因子释放综合征甚至会危及病人生命。

在早期的临床试验中，绝大多数（88%）的患者都会经历这种副作用。而现在通过甾体、IL-6 阻断剂（blockade）等类别药物的使用，细胞因子释放综合征也能得到有效管理。但是，对误伤正常细胞，现在并没有很好的办法解决。这也是现在 CAR-T 疗法只能用于和 B 细胞有关的癌症的原因之一，如 B 细胞非霍奇金淋巴瘤（B-cell non-Hodgkin lymphoma，B-NHL）、弥漫性大 B 细胞淋巴瘤（Diffuse large B-cell lymphoma，DLBL）以及 B 细胞型急性淋巴细胞白血病（B-ALL）等。因为少了正常 B 细胞，我们还是可以活下去的。患者在接受 CAR-T 疗法后需要补充免疫球蛋白，就是为了弥补 B 细胞死亡带来的免疫力下降。此外，CAR-T 疗法的副作用还包括神经毒性，比如出现幻觉，但具体原理现在还不清楚。

癌症治疗疫苗

我们印象里的疫苗都是用来预防疾病的，即一个人必须在被病毒感染之前注射疫苗，否则疫苗的作用就没法发挥了。但有一类疫苗是用来治疗疾病的，比如癌症治疗疫苗。此类疫苗的目的就是防止癌症发生后的进一步发展。

疗法原理

癌症治疗疫苗主要通过增强人体免疫系统对癌细胞的识别能力来达到治疗的目的。这些疫苗的成分，既可以是患者自身的完整或部分肿瘤细胞，或者肿瘤特异性抗原，也可以是树突状细胞（DC）或者溶瘤病毒（oncolytic virus）等。

这几种成分中，用肿瘤细胞或者肿瘤特异性抗原还比较好理解，就是为了直接刺激免疫系统，产生我们前面提到的抗肿瘤 T 细胞。

树突状细胞的功能，主要是摄取、加工处理抗原[1]，并将处理过的抗原呈递给 T 细胞，激活 T 细胞反应。DC 疫苗的原理，就是通过在体外把患者的 DC 细胞和肿瘤抗原共同培养，再注射回病人体内，来激活抗肿瘤 T 细胞反应。

溶瘤病毒的原理与前面三者略有不同，这种不同主要在于，通过改造后的病毒能直接杀死癌细胞，同时释放一种刺激因子（GM-

---

[1] 抗原（antigen, Ag）：是指所有能诱导机体发生免疫应答的物质。

CSF）和癌细胞内的肿瘤特异性抗原，来引发抗肿瘤 T 细胞的反应，诱导 T 细胞攻击未被感染的肿瘤细胞。GM-CSF（粒细胞－巨噬细胞集落刺激因子）因为有抗肿瘤和免疫调节作用，在其他癌症治疗疫苗中也经常被用到。

如果大家还记得我们之前讲到的免疫检验点，就会想到，这些疫苗就算生成了有抗肿瘤效果的 T 细胞，仍然可能被免疫检验点卡住，从而起不到治疗癌症的效果。因此，癌症治疗疫苗与免疫检验点抑制剂联合使用，也是现在的临床研究重点之一。

已上市药物

目前在美国上市的治疗型癌症疫苗只有两种，一种 DC 疫苗和一种溶瘤病毒疫苗。

药物通用名	Sipuleucel-T	Talimogene Laherparepvec（T-Vec）
类型	DC 疫苗	溶瘤病毒疫苗
上市时间（美国）	2010	2015
厂商	Dendreon（隶属三胞集团）	安进（Amgen）
已批准的适应癌症	前列腺癌	黑色素瘤
零售价[1]（万美元 / 次）	10	6.5

1 美国市场参考价，仅供参考。

需要注意的问题

应该说，现阶段的治疗型癌症疫苗使用效果都不算特别好。如 Sipuleucel-T 早期临床试验的效果表明，这种药物仅能将患者的生存时间中位数提升 4.1 个月。

最新的临床试验显示，患者的前列腺特异抗原（PSA）水平越低，其目前正在接受的疗法的效果可能越好。然而，由于 Sipuleucel-T 并不影响患者的 PSA 水平和 CT 扫描的结果，医生是没有办法检测到 Sipuleucel-T 是否真的起作用了，因此，目前该疗法只推荐给无症状的转移性去势抵抗性前列腺癌（mCRPC）患者，作为治疗选项之一。

而对溶瘤病毒 Talimogene Laherparepvec(T-Vec) 的临床试验结果显示，与安慰剂相比，晚期黑色素瘤患者的生存时间并没有显著提升（虽然不少患者的肿瘤确实缩小或消失了）。原因之一是溶瘤病毒必须直接注射到癌组织中，如果病人出现腹部器官内的转移的话，目前的溶瘤病毒就没有效果了。

在副作用方面，Sipuleucel-T 的常见副作用包括发冷、疲劳、发热、背痛、头痛、关节痛、恶心等，严重副作用（3 级及以上）的比例约占 30%。T-Vec 可能出现的严重副作用（3 级及以上）包括疲劳、类似流感的症状、呕吐、极端疼痛等。

另外，癌症治疗疫苗也是虚假宣传的重灾区。有些不正规的医院可能会给患者提供未经临床试验证实的癌症疫苗，且花费不菲。

大家熟知的可能就是 DC-CIK 疫苗（几年前的"魏则西事件"），这种疫苗就是在 DC 疫苗的基础上，加上另一种免疫细胞——细胞因子诱导的杀伤细胞（CIK 细胞）。其实，进行 DC-CIK 疗法或者其他有一定理论基础的新兴疗法的临床研究，这种行为本身并没有问题，但如果医院不保障病人的知情权，同时还大肆牟利，就是非常恶劣的问题了。

免疫疗法小结

作为癌症治疗的"第五大支柱"和"一颗冉冉升起的新星"，癌症免疫疗法适用的情况和范围逐年扩大，同时，癌症免疫疗法与其他疗法的结合也展现出了越来越大的潜力。尤其是免疫检验点抑制剂和 CAR-T 疗法，在提出全新治疗范式的同时，真正做到了让很多从前无药可治的癌症变得不再那么可怕。

虽然免疫疗法中仍有很多未解之谜，但令人欣慰的是，与之相关的临床和基础研究进展迅速。我们有理由相信，在不久的将来，免疫疗法能够像如今的化疗与放疗一样普遍，并彻底革新人类在"癌症战争"中的地位。

明日之星：
精准医学

精准医学（precision medicine）又叫"个性化医学"（personalized medicine）。运用在癌症中时，偶尔也被称为精准肿瘤学（precision oncology）。广义上的个性化医学和精准医学是一个意思，狭义上也有人用"个性化医学"专门指称"量身定制"的药物，如我们在"免疫疗法"一章里介绍的 CAR-T 疗法。

我本人攻读博士学位时所在研究所的街对面，便是号称世界五大癌症机构之一的玛格丽特公主癌症中心。有段时间他们悬挂的一条标语上写道："癌症医疗的新黄金标准：个性化癌症医学（The new gold standard in cancer care: Personalized Cancer Medicine）。"此外，美国前总统奥巴马在 2015 年 1 月的国情咨文中提出了"精准医学计划"（PMI），后又改名为"我们所有人"（All of Us）计划。该计划预计投入数十亿美元，在 2024 年前招募 100 万美国人参与研究，来推动精准医学的应用。

那么，到底什么是精准医学呢？为什么说个性化医学是癌症治疗的"新黄金标准"呢？

什么是精准医学？

当下，精准医学正在从方方面面革新癌症治疗的方式。事实上，不少精准医学的方案已经从实验室走向了临床。

精准医学是指利用患者的个体特征来预防、诊断和治疗疾病。从定义上我们可以看出，精准医学并不是指某类特定的药，而是指一种治疗的模式。按照这个定义来说，精准医学并不是一个新鲜的概念。

最简单的一个例子是输血，我们都知道，医生会依据患者的血型（个体特征）来指导输血。那么，我们现在讲的精准医学与原来的有何不同？我认为最大的区别是，我们现在强调的精准医学的"分辨率"越来越高了。比如我们现在去医院验血参照的指标之一——血细胞（如白细胞、红细胞、血小板等）计数，在精准医学实现后就可能被几百种不同的淋巴细胞（如 DC 细胞、CD4+ T 细胞、CD8+ T 细胞、NK 细胞、巨噬细胞等）计数替代。在癌症治疗里，"分辨率"越高，就意味着把患者的分类做得越细，从而达到针对个体癌症的特点"精准给药"的目的。

我们先从预防、诊断、治疗和预后几个方面来看看精准医学在癌症医疗中的作用。

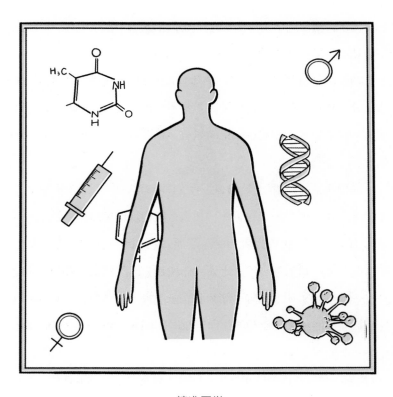

精准医学

精准医学与癌症预防

　　精准医学在癌症预防中的作用，主要体现在通过 DNA 芯片以及 DNA 测序等技术来预测个体患癌症的可能性。其中，DNA 芯片可以用来检测我们是不是天生携带某些已知的突变。而 DNA 测序技术除了能够判断我们是不是携带已知的突变外，也可以检测出我们携带的未知突变。

　　我们知道，癌症是基因组中的突变导致的。大部分人的癌症都是体细胞突变造成的，但也有少数人的癌症是生殖系细胞突变造成的。体细胞突变是无法传递给下一代的，而生殖系细胞突变就像传家宝一样可以"祖传"，同时，生殖系细胞突变是存在于我们身体的每一个细胞中的。

　　最著名的例子恐怕就是 *BRCA1/2* 基因中的生殖系细胞突变与乳腺癌的关系了。好莱坞女影星安吉丽娜·朱莉的母亲患有乳腺癌，最终于 56 岁那年不幸去世。为了明确自己是否存在被母亲遗传癌症的风险，朱莉自主选择了基因检测，检测结果发现，她的身体里存在 *BRCA1* 基因的生殖系细胞突变，且极有可能是从她母亲那儿遗传过来的。同时，她的孩子也可能拥有同样的突变。安吉丽娜·朱莉在写给《纽约时报》的信中提到，她自身携带着一个"错误"的基因——*BRCA1*，这让她有 87% 的概率患乳腺癌，50% 的概率患卵巢癌。为了防患于未然，朱莉选择了切除乳腺以避免得乳腺癌。

目前，至少有 21 种基因确认和乳腺癌相关，也有很多公司在提供这样的检测，来预测个体患乳腺癌的风险。

除了 *BRCA* 基因和乳腺癌有关外，还有很多生殖系细胞突变与癌症相关。

我们这里再举两个例子，第一个例子是 *RB* 基因和视网膜母细胞瘤（也简称 RB）。视网膜母细胞瘤是一种儿童癌症，发病率约为 1/17000。至少有 1/3 患视网膜母细胞瘤的儿童天生携带 *RB* 基因的突变，而 90% 的 *RB* 基因突变携带者会患视网膜母细胞瘤。有些父母会因为自己的小孩患上了遗传病而自责，但事实上，天生携带的突变也不一定是遗传自父母，很可能是在生殖系细胞成熟或胚胎发育过程中出现的全新突变。

第二个例子是天生带有 *TP53* 基因突变的人。*TP53* 可以称得上是最出名的癌症驱动基因之一，因为超过 80% 的癌症都或多或少和 *TP53* 有关。*TP53* 生殖系细胞突变将导致一种名为李法美尼症候群（Li-Fraumeni syndrome，LFS）的遗传病。LFS 的患者通常在一生中会患多种癌症，比如美剧《实习医生格蕾》第十季第 14 集里就讲了一个 LFS 患者，这名患者 16 岁就得了三种癌症，并且有家族病史。

和很多遗传病一样，LFS 目前是无法治疗的，但是查出有 *TP53* 基因突变的患者，可以定期使用非放射性的方法（如超声波和 MRI）监管自己的身体。这一监管策略最早在多伦多提出，因此又被称为

"多伦多方案"（Toronto Protocol）。

诊断和治疗中的精准医学

对癌症的诊断和治疗而言，精准医学目前至少可以做三件事：第一，完善癌症分类系统；第二，提供替代传统活检的诊断方式；第三，为癌症预后提供更多预测方式。

从某种意义上说，精准医学就是给病人分组，然后给同组的病人采取类似的疗法。分组的标准随着技术的进步也在不断发生着变化。

最早的时候，医生都是在显微镜下观察病人的癌组织切片，再根据细胞形态来分类。我们这里以乳腺癌为例，早期根据细胞形态，乳腺癌可分为浸润性导管、浸润性小叶、黏液样、髓样乳腺癌等几种类型。但这样做的问题是，那些只是细胞形态看起来"长得像"的癌症，有可能在临床上区别很大，对药物的反应也不一样。

后来出现了免疫组织化学（免疫组化）的方法，这种方法可以用来检测细胞或组织中是否有"目标抗原"（也就是我们所说的"分子标记物"）的存在。比如，利用乳腺癌常用的免疫组化标记物（具体在"激素疗法"一章中提到），可以把乳腺癌进一步分为四种类型（见下表）。而这样的分类方法，相较于按照细胞形态的划分，更能直接影响到治疗方式的选择。比如，管腔上皮 A 型的乳腺癌患者可以选择激素疗法，HER2- 富集亚型的乳腺癌患者则可以选择抗HER2 的靶向药物（如赫赛汀）等，使得乳腺癌患者治疗方案的选择更具有针对性。

乳腺癌的四种类型（按照免疫组化标记物划分）

免疫组化分类	HER2	ER	PR	Ki-67	治疗方案[1]
管腔上皮 A 型	-[2]	+	+	低（≤ 14%）	激素疗法
管腔上皮 B 型	-	+	+	高（> 14%）	化疗 + 激素疗法
HER2- 富集	+	-	-	高（> 14%）	HER2 靶向药物
三阴型	-	-	-	高（> 14%）	联合化疗；PARP 抑制剂

1 仅用于举例，实际治疗方案还需要参考病人的其他信息。
2 加号（＋）表示阳性，减号（－）表示阴性。

此外，目前的癌症诊断还很依赖肿瘤活体组织检查（"活检"），过程是从病人体内的病变组织中取一小块样品出来进行病理学检查。可以想见，这个过程是很痛苦的（想象一下医生用针穿刺到肺部取样的场景）。

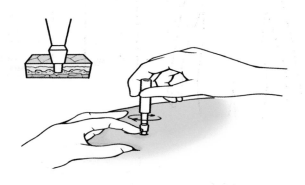

活检示意图

现在有了另一种思路，即利用患者血液中的肿瘤细胞DNA进行检查，又称"液体活检"或者"血液活检"。液体活检对身体无侵入性，和平常抽血化验的过程差不多。这种检查方式利用的原理是，死亡的肿瘤细胞的DNA碎片会在患者的循环系统内存在一段时间，而现有的技术可以将这些DNA提取出来并测序，这样既能确定癌症驱动突变的种类，也能有效减轻过程中病人经受的痛苦。

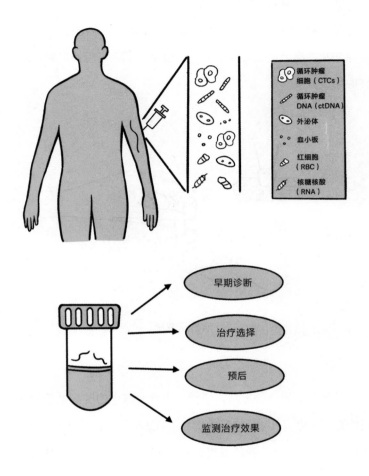

循环肿瘤
细胞（CTCs）

循环肿瘤
DNA（ctDNA）

外泌体

血小板

红细胞
（RBC）

核糖核酸
（RNA）

早期诊断

治疗选择

预后

监测治疗效果

液体活检

同样的技术也可以用于新生儿出生前的遗传筛查，也就是通过分析孕妇血液中的胎儿DNA，来判断这个未出生的小孩有没有遗传病。

大家不要认为这样的技术听上去太前沿，离我们的日常治疗还很遥远。其实在2016年，FDA就批准了第一个液体活检产品——罗氏cobas® EGFR Mutation Test v2。罗氏公司的这款产品，通过抽血就可以检测非小细胞肺癌患者的EGFR基因突变[1]的类型，从而确定这些患者是否适合使用EGFR抑制剂，也就是厄洛替尼这款靶向药物。当前，我国也有不少公司在提供外周血循环肿瘤DNA测序的服务。

精准医学与癌症预后

癌症的分子标记物可以用来预测病人在接受治疗后的生存、癌症复发率等情况。比如前面关于乳腺癌的类型表格中，一般第一种类型（管腔上皮A型）的乳腺癌患者预后最好，而第三种（HER2富集型）和第四种类型（三阴乳腺癌）的预后就要差一点。

目前，美国已经有了两种和早期乳腺癌预后有关的产品。它们同样借助了精准医学的概念。

---

[1] EGFR对肿瘤细胞的增殖、生长、修复和存活等起重要作用。EGFR在许多上皮来源的肿瘤中过表达，如非小细胞肺癌、乳腺癌、脑胶质瘤、头颈癌、宫颈癌、膀胱癌、胃癌等。另外，EGFR的异常表达还与新生血管生成、肿瘤的侵袭和转移、肿瘤的化疗抗性和预后密切相关。

第一种叫 Oncotype DX，可以用 RT-PCR 技术检测患者体内的 21 种基因表达[1]量，还可以预测乳腺癌 ER 阳性患者采取化疗的效果，以及癌症复发的可能。

第二种叫 MammaPrint，用基因表达芯片技术检测患者体内的 70 种基因表达量，可以预测乳腺癌 ER 阳性和 ER 阴性患者癌症复发的可能。

在今天的癌症医疗里，精准医学可以说已经无处不在了。但我们前面提到的一些技术，包括免疫组化、RT-PCR、基因芯片等，其实都是 20 世纪的产物。这些技术的"分辨率"都不够高，如果我们假设癌症是一位妙龄少女的话，用这些技术给癌症拍照，也只能拍到布满马赛克的相片。

那么，拍一张"高清无码相片"的意义何在？

我们在"靶向疗法"一章讲到，费城染色体阳性的白血病患者，以及有 *KIT* 基因突变的胃肠道间质瘤（GIST）患者，都可以使用酪氨酸激酶抑制剂（伊马替尼）进行治疗，这也是精准医疗的体现。不过，目前临床上，很多时候并不是直接检测胃肠道间质瘤患者有无 *KIT* 基因突变，而是使用免疫组化的方法来检测 KIT 蛋白的数量，这也就是我们能在医院化验单上看到的"CD117 检测"。然而，还有 20% 的胃肠道间质瘤患者的身体一开始就对伊马替尼有抗药性，这

---

[1] 基因表达（gene expression）：是指将来自基因的遗传信息合成功能性基因产物的过程。所有已知的生命，都利用基因表达来合成生命的大分子。

些患者中的一部分在服用伊马替尼后，去医院做 CD117（*KIT*）检测的结果依然会是阳性的，治疗未能起到明显作用。

这时你可能要问："说好的伊马替尼可以抑制 *KIT*，为什么还会有不起作用的时候？"

要回答这个问题，我们先来了解一下基因的结构。下图就是人类 *KIT* 基因的结构示意图，基因分为"外显子"和"内含子"，我们假设一个个的橙色小方块代表外显子，而小方块间的横线则是内含子。

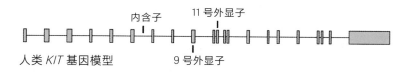

人类 *KIT* 基因模型

理论上，基因的每个位置都可能发生突变，每个突变对伊马替尼的敏感度都不同。但用免疫组化的方法，并不能很好地区分这些突变。

研究发现，71% 的病人的 *KIT* 突变在 11 号外显子，这部分病人有 5% 的可能存在抗药性。此外，还有 38% 的病人的 *KIT* 突变在 9 号外显子，这部分病人有 16% 的可能存在抗药性。

当我们知道患者体内的 *KIT* 突变的精准类型后，我们就能非常准确地预测这位患者适不适合用靶向药物治疗了。就 *KIT* 这个例子而言，现在已经有越来越多的医院给病人提供核酸检测了，并根据核酸检测的结果来确定该使用伊马替尼还是舒尼替尼来进行治疗，以及用药的剂量。

精准医学下，治疗方案的选择，会越来越契合不同患者的具体情况。

已上市的核酸检测

由于免疫组化等方法已经运用了很多年，我们这里便着重介绍和癌症相关的核酸检测。我们这里说的核酸检测包括检测癌细胞的 DNA 和 RNA。其中，检测 DNA 可以找到和癌症相关的 DNA 突变，而检测 RNA，则可以看到和癌症相关的基因的表达量的变化。相较于免疫组化分析，核酸检测对医院的设备以及医生的水平都提出了更高的要求。

目前，国内至少有上百家不同的机构提供核酸检测服务，而大部分以 DNA 检测（基因检测）为主。需要注意的是，各家公司、医院提供的服务差别可能很大。

按照检测目的分，目前既有用于检测生殖系细胞突变的基因检测服务，也有用于治疗药物选择的基因检测服务，还有用于判断患者预后的核酸检测服务。

我们前面讲到，检测生殖系细胞突变，主要是看有没有患家族遗传性癌症的风险。因此，这类服务比较适合有癌症家族史的人群。大部分基因测序公司都提供此项服务，如华大基因、贝瑞基因、诺禾致源、思路迪等。

目前，用于判断患者预后的检测服务相对较少。前面提到过，FDA 批准的 MammaPrint 可以利用 70 种基因的表达量来预测乳腺癌 ER 阳性和 ER 阴性患者的复发可能，目前国内的臻和科技在提供此项服务（名为"玛普润"）。

说了这么多，可能最为广大患者所关心的，还是和治疗药物选择有关的基因测序服务，所以我们接下来着重介绍一下。

目前市面上的基因测序服务既有单个基因的检测，也有针对单个癌种的几十个基因的检测，还有同时覆盖多种癌症的几百个基因的检测。一般而言，能检测越多基因的肯定越好，比如华大基因的 Oseq™-T/ctDNA 肿瘤个体化诊疗基因检测（508 个基因）、世和基因的世和一号（425 个基因）、燃石医学的 OncoScreen Plus™（520 个基因）等服务，都能同时覆盖几百个基因的全外显子和部分内含子。

不过，能检测的基因越多，价格就越高，多癌种检测的价格一般都是 1 万～ 2 万元人民币，而且需要自费。因此，经济预算有限的患者可以根据癌症种类选择单癌种基因检测，一般也能达到指导用药的目的。甚至有些时候，只检测大概率能用上靶向药的基因即可。比如，肺癌患者应着重检测 *EGFR*、*ALK*、*BRAF*、*KRAS* 等基因。而经济预算充足的患者，也可以考虑美国 FDA 批准的两款多癌种多基因测序服务：FoundationOne CDx（Foundation Medicine, Inc.）和 MSK-IMPACT（纪念斯隆 – 凯瑟琳癌症中心）。

另外，大部分公司提供的服务既接受肿瘤组织样本，也接受血液样本（"液体活检"）。就目前而言，在条件允许的情况下，最好能提供肿瘤组织样本，因为肿瘤组织样本测序的结果更可靠，漏检的可能性更低。而在肿瘤组织样本缺乏的情况下，液体活检也是一种备选。

最后要说明的是，有些药物的用药指标并不完全依赖于单个基因的突变状态，因此，并不是所有基因检测服务都涵盖了这类用药指标。这类比较综合性的指标，包括能够指导免疫检验点抑制剂用药的微卫星不稳定性（MSI）、错配修复缺陷（dMMR）、肿瘤突变负荷（TMB）和指导 PARP 抑制剂用药的同源重组修复缺陷（HRD）等。在购买基因检测服务前，最好咨询清楚是否同时包含这些综合性指标（MSI、dMMR、TMB、HRD）。

在上述指标中：

- MSI 和 dMMR 能显示基因组是否稳定。而研究表明，基因组不稳定的患者更有可能从免疫疗法中受益。

- TMB 则是和肿瘤特异性抗原有关。一般来讲，突变负荷高的肿瘤里肿瘤特异性抗原更多，肿瘤特异性抗原增多，则会导致癌症区域的 T 细胞更多。因此，利用 T 细胞杀死癌细胞的免疫疗法，可能更适用于这类病人。

- HRD，我们在介绍 PARP 抑制剂（详见"靶向疗法"一章）的时候介绍过其原理。简单来说，HRD 就是看癌细胞有没有 DNA 双链修复的问题，比如 *BRCA1/2* 突变就是 HRD 的一种。如果病人有 DNA 双链修复的问题，PARP 抑制剂就可以通过合成致死的方式来杀死癌细胞。

精准医学需要注意哪些问题？

精准医学虽然已经显示出了诸多令人振奋的强大效果，然而，当下它的应用仍面临重重困境：

第一个问题是，国内各种基因测序服务的种类和数量太多，但却缺乏统一的标准和评价指标。

对患者而言，很难知道从不同公司的几百种服务里到底该选择什么。这个时候，建议患者选择体量较大、用户较多的公司以保障服务质量。当然很多时候，医生可能会让患者选择特定合作商或者医院自己提供的测序服务，因此，具体使用何种测序服务可能取决于患者就诊的医院。

第二个问题是，测序结果的解读也缺乏统一的标准。也就是说，把同一份结果给不同的医生看，可能会得出不同的用药结论。

这里面既有科学原因，也有非科学的原因。科学原因是相关知识更新较快，但不是所有医生都及时获取了新知识。比如很多癌症精准医疗的知识都源自国际上的两个"大科学"研究项目，即癌症基因组图谱计划（TCGA）和国际癌症基因组联盟（ICGC）。这两个项目利用二代测序技术，整合大量癌症患者的基因组、转录组、表观遗传组和临床数据，发现了不少新的癌症驱动突变，并研究这些突变在癌症发生中的作用、对患者生存的影响以及可能的适用药物。其中，TCGA 在 2018 年完结，而 ICGC 最后的一波分析结果在 2020 年初才正式发表。这些研究一般需要经过一段时间才能转换成临床治疗指南，很多医生可能还没来得及补充最新知识。而非科学原因则是，有些基因突变适合的药物暂时没有在我国上市，或者并没有被批准用在患者特定的癌症类型里，这就涉及所谓的"非法用药"和标签外用药（也叫"超适应证用药"）的问题（详见附录）。

第三个问题是，目前测序的数据还不够全面。

目前，DNA 测序的终极奥义是"全基因组测序"，RNA 测序则是"全转录组测序"。但是，我们前面提到的那些基因检测服务的覆盖率尚且不到全基因组测序的 1%，而 RNA 检测目前在癌症中的使用本来就不多。

就当前情况来说，我们不采用全基因组和全转录组测序的原因首先是价格问题，虽然全基因组测序的成本已经快降到 1000 美元了，但仍然没有便宜到让所有人都能接受的程度；其次，目前的测序技术还有一些误差，虽然在科学研究中，出现一些误差是可以容忍的，但临床上一个错误关系到的可能就是患者的生死；此外，临床上很少用全面测序技术的另一个原因是当前很多测序结果没办法解读。医生总不能告诉病人说："我们在你的癌组织里找到了很多突变，但是我们不知道这意味着什么……"

不过，2019 年关于三阴乳腺癌的一项最新研究表明，在目前的情况下，使用全基因组测序可以比多基因测序获得更多额外信息，这仍然可能影响到治疗的选择。

第四个需要注意的问题是，不少人可能觉得突变和用药是一一对应的关系，即测出了 A 突变，一定可以用甲药；而测出了 B 突变，一定可以用乙药。因此，有些患者可能认为，医生没有根据检测结果给药是错误的，但实际情况其实并非这么简单。

除了突变，医生还需要考虑癌症的种类、癌症的分期分级、病人的其他健康状况等多种因素。举个例子，大约 50% 的皮肤黑色素瘤患者和 10% 的结直肠癌患者都携带 *BRAF* 基因突变，其中又以 BRAF V600E 突变最为常见。而 BRAF 抑制剂，如威罗菲尼（Vemurafenib）、达拉非尼（Dabrafenib）和康奈非尼（Encorafenib）等，都可以直接针对 V600E 这个突变起作用。所以，理论上 V600E 突变的患者使用 BRAF 抑制剂应该会有很好的效果。

但实际运用中，同一种突变的药物在两种不同癌症治疗中的表现可谓天差地别。在 BRAF V600E 突变的皮肤黑色素瘤中，单独抑制 BRAF 就能非常好地达到抑制肿瘤生长的目的（虽然现在临床上大都把 BRAF 抑制剂和 MEK 抑制剂联合使用，以获得更好的疗效）。但在 BRAF V600E 突变的结直肠癌中，单独使用 BRAF 抑制剂的效果很差。

科学家们经过大量研究后发现，原来结直肠癌细胞比黑色素瘤细胞多表达了一种信号蛋白 EGFR。因此，就算 BRAF 被药物抑制住了，结直肠癌细胞还是可以快速激活 EGFR 并继续获得生长所需的信号。故而针对 BRAF V600E 突变的结直肠癌患者，BRAF 抑制剂需要配合 EGFR 抑制剂如西妥昔单抗（Cetuximab）或者帕尼单抗（Panitumumab）使用才有效果。

有些患者可能会想，能不能在不做检测的情况下直接采用靶向或者免疫疗法呢？因为有时候，患者并不一定有足够的癌症样本用来检测，或时间上来不及做检测，又或者难以负担检测费用。对于这个问题，我的建议是，患者在能检测的情况下，还是应该尽可能地做检测，这样能最大程度确保患者使用药物的效果。但针对一些晚期癌症，在未检测靶标的情况下使用已批准的靶向或免疫疗法药物，可能是为数不多的选项之一。

玛格丽特公主癌症中心除了贴过"癌症医疗的新黄金标准：个性化癌症医学"的标语外，还有一句异常响亮的口号是：Conquer Cancer in Our Lifetime——在我们有生之年攻克癌症。虽然当下精准医学依旧需要面对这些问题，但我们完全有理由相信，这些困难在未来十年内都可以得到解决。我们会亲眼看见癌症医疗变得越来越精准。事实上，人类在 2001 年才有了第一个属于自己的全基因组，到现在已经有了上万个癌症全基因组，而这个数字马上就会变成几十万，甚至几百万。"精准医学"一定会是我们这个时代最伟大的科学发现之一。

CANCER
REFERENCE
BOOK

补充和
替代疗法

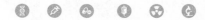

我们前面所讲的手术、化疗、放疗、激素疗法、靶向疗法以及免疫疗法都属于现代西医的范畴，故又称"标准癌症疗法"。标准疗法的背后都有大量临床试验和基础研究数据的支撑，其有效性是经过现代科学方法证实的。

一般来讲，不属于现代西医的癌症疗法都可以被称作补充和替代疗法（Complementary and Alternative Medicine，简称 CAM、补替疗法）。具体可以分为补充疗法和替代疗法两种。

补充疗法一般是辅助标准疗法使用，比如用针灸来减轻副作用。由于它是配合标准疗法来使用的，相关风险较小，也是大多数患者会选择的方式。而替代疗法则是用来取代标准疗法的，比如有些人可能会倾向于选择用中医（而不是西医）来治疗癌症。选择替代疗法，也就等于放弃了标准疗法，相关风险可能会更大。

常见的补充和替代疗法包括食疗、中草药、非草药补充剂、针灸、推拿等。通过网络搜索，我们会发现，与这些补充和替代疗法相关的书和网页数不胜数，有一些看起来还非常"专业"、有吸引力。比如某网站关于补替疗法的介绍："概略地说，替代疗法多为毒性少、对患者身体侵蚀少的疗法。对那些被西医认定为难病的患者而言，这无疑是一则喜讯。而且，替代疗法对解决药品的副作用问题、环境污染问题、经济问题、医生的信用危机问题等见诸 21 世纪的种种医学问题，提高医疗整体质量，都将做出巨大贡献。"或是关于"恰玛古癌症食疗方法"的介绍："恰玛古是生长在新疆干旱、多风沙的盐碱地的碱性植物，富含植物有机活性碱，通过改变体液的酸碱性，使体液酸碱平衡，进而达到阻止癌细胞疯长的效果，同时恰玛古含有很多人体必需的有机营养，通过综合的调理，最后使患者恢复正常。"如此这般，听上去神乎其神，使得不少患者怀着"治愈癌症"的希望，将大笔治疗费用投入其中。

虽然目前没有明确的科学证据显示补充和替代疗法对癌症治疗有明显益处，但却有多项研究表明，至少半数以上的患者在癌症治疗的某一阶段，或多或少会接触到补替疗法。

大多数患者选择补替疗法无非是以下几个原因：

- 有些标准疗法价格非常昂贵；

- 有些癌症使用标准疗法治疗可能效果不明显；

- 觉得试一试也不会有什么损失；

- 心理压力大导致"病急乱投医"；

- 比起医生更相信身边亲戚朋友的推荐；

- 认为中医比西医更"自然"。

那么，我们到底应该如何看待和选择补替疗法呢？

补充和替代疗法的优缺点

优点：

虽然目前没有任何证据表明补替疗法能治好癌症，但确实有少量证据显示，将某些补替疗法和标准癌症疗法一起使用的时候，能稍微缓解一些标准疗法带来的副作用。比如针灸可能会适当减轻由标准癌症治疗带来的疼痛、恶心、呕吐等副作用。此外，使用补替疗法可能会让患者的心情更加愉悦，积极向上的心态对癌症治疗也有一定的帮助。

缺点：

补充和替代疗法的缺点主要是疗效无保障和有潜在的安全隐患。

从疗效上看，标准疗法是确认有效的，而补替疗法则有三种情况：可能有效的、已经被证明无效的、不清楚是否有效的。

举例来说，可能有效的补替疗法，可以参照前面提到的针灸对少量副作用的缓解，但由于目前的临床研究样本量都太小，对此还没有办法下定论；而已经被证明无效的补替疗法，就是指经过严谨的临床试验后，发现该疗法对治疗癌症并无益处。比如虽然目前中药"华蟾素"的适应证里仍有中、晚期肿瘤，但目前的几项临床研究显示，华蟾素在晚期胰腺癌、肠癌中和标准化疗一起使用，并不能显著提高患者的生存质量或者延长患者的生命。

此外，由于补替疗法通常机理不明确，且大规模临床试验往往伴随着耗时、耗力、耗财的实际情况，相关的临床研究其实相当匮乏。在有限的临床试验中，不少试验还存在设计问题，导致其结果并不一定可靠。因此，对于不少补替疗法，我们其实并不知道其是否有效。

可能也有人会说，很多西药也是从中医中获取的灵感，因此，对于效果不明确的中医药，试一试也没坏处吧？的确，有些抗癌药物确实得益于中医药研究，比如砒霜对急性早幼粒细胞白血病（APL）

的治疗效果，最早就是通过对中药的研究发现的。早在 1971 年，我国科学家张亭栋就开始研究砒霜在白血病治疗中的作用，而 2012 年，时任中国卫生部部长陈竺也凭借对砒霜治疗白血病的机理研究获得圣捷尔吉奖[1]。但是，在发现真正有效的成分是砒霜之前，中医们用的是砒霜、轻粉（氯化亚汞）和蟾酥等的混合物，其毒副作用远大于西药。同时，张亭栋等人采用的研究方法完全是现代医学的方法，也进行了规范的临床试验。砒霜现在已经是被 FDA 批准用于 APL 治疗的化疗药物了，同时还获得了一个"高大上"的商品名叫 "Trisenox"。也就是说，使用现代科学方法从中药的宝库中挖掘出可用的药物是完全可行的，但是，这并不等同于可以使用未经证实的中药来治疗癌症。而现实情况是，大部分中医疗法都没有经过严格的医学研究和临床试验论证。

也有人可能会说，我身边的亲戚朋友的熟人用过某种补替疗法，效果非常明显。下面我们就来说说为何这种"道听途说"并不靠谱。

假设我有一个亲戚告诉我："我同事的父亲也得了这种癌症，开始也是用西医治疗，遭了不少罪还没治好，最后使用了某偏方，没多久癌症就好了。现在还精神着呢！"我们先姑且认为这个亲戚说的都是真的，毕竟都是一家人，没必要说谎。但这么一个例子真能说明某偏方就能治疗癌症吗？我们知道，科学讲究"可重复性"和

---

[1] 圣捷尔吉奖：全称"圣捷尔吉癌症研究创新成就奖"，是由美国癌症研究会设立的奖项。该奖项系迄今为止世界在癌症研究方面的最高嘉奖，用于表彰在癌症研究中取得突出贡献的科学家。

"有对照实验"。个例可能是统计上的异常值，没有其他案例的情况下，它的可重复性便首先存疑；更严重的问题是没有对照。在没有对照的情况下，我们怎么能够知道这位病人的痊愈，究竟是因为一开始的西医治疗，还是后面的偏方起了作用呢？

除了疗效不明确外，补充和替代疗法的安全性也没有保障。补替疗法的安全性问题主要有三点。

首先，有些补替疗法本身就有毒性。要知道，并不是"全天然的"就是无毒的，比如不少中草药都可能会引发肝损伤。

其次，有些补替疗法本身没有毒性，但可能会和标准疗法发生负面的相互作用。比如人体很多药物代谢都涉及细胞色素 P450 类酶，而有些补替疗法可能会干扰此类酶的活性，从而影响药物的效果。再比如，绿茶里的多酚可能会减弱靶向药物硼替佐米（万珂）的效果，而由于药效的降低，副作用也相应地减弱了，患者可能还会产生"绿茶配合万珂使用效果更好"的错觉。除了万珂，绿茶和乳腺癌的激素疗法药物他莫昔芬同时使用，也有可能加重其副作用。

最后，使用替代疗法可能会让患者错过最佳的接受标准疗法的时间窗口，最终造成不可挽回的损失。我们知道，肿瘤时时刻刻都在生长，如果因为尝试替代疗法而耽误了治疗时机，最后造成癌症转移到其他器官，可谓得不偿失！

何时使用补充和替代疗法？

通过以上的分析，我们可以发现，一边是经过了大量实验证实，并且已经在很多癌症病人身上起作用的标准疗法；另一边是没有经科学论证，并且很可能没有效果的补替疗法。孰优孰劣应该一目了然了吧？大部分补充和替代疗法都没有经过现代医学的验证，风险一定是大于标准疗法的。

现代癌症的标准疗法，尤其是靶向疗法和免疫疗法确实很贵，可能随随便便就要花掉几万甚至几十万元人民币。要想长期解决这

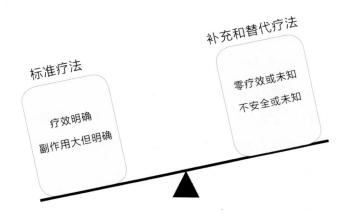

个问题也只能靠政府，比如改进现在的医疗保险制度，或者通过和药厂谈判来压低药价。

短期来看，当下我们能想到的解决途径有两种：

第一，使用仿制药物。印度因其专利法特殊，生产了很多廉价靶向药物，最为大家熟知的可能就是印度版格列卫了。我们讲过，成分一致的药物效果也是一致的。但问题是，这些仿制药因为专利问题并不能在中国合法销售，很多人都是通过代购的渠道获得。代购到真的仿制药倒还好，就怕代购到没有效果的假药。新闻曝光过不法商家"山寨"印度的"山寨药"，但这种"双重山寨药"已经完全没有原研药（原始开发厂商制造的药）的效果了。就格列卫而言，因为其专利到期，国家药监局网站公布的信息显示，目前有四家中国公司也在做格列卫的仿制药。

第二，参与中华慈善总会的援助项目。中华慈善总会和很多医药厂商合作，提供诸如格列卫、多吉美、安维汀等常见靶向药的援助。一般享受低保的患者可以直接接受援助，而不享受低保的相对困难患者，则需要自己承担一部分的费用，如格列卫和多吉美都是患者自费承担前 3 个月的用药，中华慈善总会免费提供剩下的 9 个月用药。

至于因为西医治疗后效果不显著，随后按亲戚朋友们的推荐使用非标准疗法的情况，恐怕就要复杂一些了。首先我们不得不承认的是，因为癌症这种疾病本身的复杂性，确实存在西医也山穷水尽的时候。如果真是这种情况的话，使用一些非标准疗法或许可以带给病人一部分心理上的慰藉，这也是我认为唯一值得考虑非标准疗法的情况。不过在这种情况下，也请和主治医生好好讨论一下。毕竟有的替代和补充疗法不光是"零作用"，更可能产生负面作用。

最后，不管怎么说，癌症治疗方案的最终选择权还是在患者手里。因此，如果一定要选用补充和替代疗法的话，请及时告知主治医生，并询问可能的副作用。

CANCER
REFERENCE
BOOK

癌症的加重、
复发和抗药性

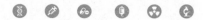

目前，几乎所有癌症治疗方法都不能避免一个问题：使用同一种方案治疗一段时间后，癌症会产生抗药性（又称耐药性）。产生了抗药性的癌症对同一药物不再起反应，最终可能导致癌症的加重或复发。

这一章我们先来讲讲癌症为什么会加重和复发，以及为什么癌症会产生抗药性，再介绍有哪些方法可以抵御或延缓癌症的加重和复发。

在此之前，我们先来谈谈癌症经过治疗后会发生什么。癌症治疗后，最理想的状况当然是肿瘤完全消失并永远不再回来，即"治愈"。但现实生活中，很难判断癌症是不是真的被治愈了，所以，一般医生可能会用的词是癌症**完全缓解**（complete remission，CR）或者叫**完全反应**（complete response）。一般只要癌症的临床症状、体征长期持续性消失，就可以称为"完全缓解"。而如果完全缓解的时间足够长，比如五年、十年（取决于具体的癌症类型），那么基本上也可以认为癌症被**治愈**了。

需要注意的是，完全缓解的患者体内仍可能存在残留的肿瘤细胞，即还是有可能会在一段时间后**复发**（recurrence）。除了完全缓解外，肿瘤在治疗后还可能会出现以下几种情况：

经过治疗后，如果肿瘤并没有完全消失，而是消失了一半及以上，那么医生会说这个癌症**部分缓解**（partial remission，PR）或者**部分反应**（partial response）了。

如果治疗无效，肿瘤长到了原来的 1.2 倍及以上，或者转移到了其他器官，就称为癌症**病情加重**（progression disease，PD）了。癌症病情加重和复发有时候容易混淆。一般来讲，如果肿瘤消失一年以上再出现才称为**复发**。

如果病人的癌症经过治疗后既没缓解也没加重，就可以称为**病情稳定**（stable disease，SD）。

癌症为什么会加重、复发？

癌症的复发很大程度上取决于癌症种类和分期。以卵巢癌为例，大约 70% 的卵巢癌患者诊断时就已经是晚期了，这些晚期患者里有80% 的人会经历癌症复发，且大都发生在两年以内；而剩下的早期患者里，卵巢癌复发率不到 30%。

　　造成癌症复发的原因有很多。对采取手术治疗的患者而言，复发的原因可能是手术没有将所有的肿瘤组织去除干净；又或者在手术之前，已经有很多小的肿瘤组织转移到身体的其他地方去了，而这些转移病灶因为太小了，没有被检查出来。而对于接受其他疗法的患者而言，很大的可能性是因为癌症产生了抗药性。这种抗药性，也是很多癌症初期部分缓解，但一段时间后仍然出现病情进展或加重的可能原因。

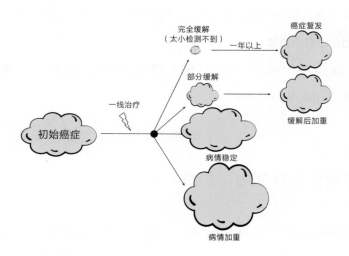

抗药性因何产生？

为什么癌症会产生抗药性呢？很关键的一个原因就是我们常说的"肿瘤异质性"（tumor heterogeneity）。肿瘤异质性表现在多个层次上，其中之一就是指肿瘤内部的所有细胞并不是一样的，而是存在着各种各样的"克隆"。如下图所示的肿瘤细胞就有橙色、白色、灰色三种克隆。我们在做抽样检测的时候，最大概率抽到的是橙色克隆，但灰色克隆可能在抗药性等方面与其他颜色的克隆都不同。

因此，在治疗的初期，由于橙色和白色克隆的减少，癌症整体出现了完全或部分缓解的迹象。但一段时间之后，具有抗药性的灰色克隆逐渐增多并主宰了整个癌组织，最终导致了癌症的复发。而复发后的癌症由于癌细胞具有抗药性，导致原来的治疗方案也不再起作用。需要说明的是，目前的技术还很难找到那些稀有克隆里面的驱动突变。

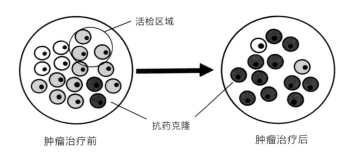

肿瘤治疗前　　　　　　　　　　　　　　肿瘤治疗后

对复发和加重的癌症，我们还有什么好的办法吗？

首先，我们应该尽量避免出现复发的情况。第一要做到的就是"早发现、早治疗"，因为一般早期癌症的复发率是要低于晚期癌症的。

其次，采取手术疗法的患者可以在手术后接受其他辅助疗法，尽可能地消除那些"看不见的"肿瘤细胞。比如手术配合放疗、化疗，可以降低癌症的复发率。

此外，我们还可以采取"联合化疗"（多种化疗药物同时使用）或者化疗＋靶向药物的混合疗法，尽可能地避免肿瘤产生抗药性。肿瘤组织里每种克隆的弱点都不一定相同，所以同时使用多种药物，相比单一疗法，更有可能把不同颜色的克隆全部消灭干净。

当然，目前还没有任何方法能完全避免抗药性的产生。若是由于抗药性致使一线疗法失效，很多情况下患者可以转入二线疗法。比如使用第一代或第二代 EGFR 抑制剂（如第一代吉非替尼、厄洛替尼或第二代阿伐替尼、来那替尼等）作为一线疗法的患者，在药物失效后，可以通过液体活检判断体内是否拥有 T790M 突变。如果检测为阳性，那么此类患者可以转用第三代 EGFR 抑制剂奥希替尼作为二线疗法。使用奥希替尼后，患者的无进展生存期[1]通常又能再延长十个月。

---

[1] 无进展生存期：指肿瘤疾病患者从接受治疗开始，到观察到疾病进展，或发生因任何原因导致死亡之间的时间跨度。

最后，虽然没人能保证已治愈的癌症不会再复发，但患者也不必过于担心，成天生活在焦虑中。很多癌症在复发后仍然是可以治疗甚至治愈的，尤其是在当前新药和新型疗法越来越多的情况下。在不久的将来，癌症可能会成为一种类似高血压、糖尿病的慢性病。我们对待癌症的心态也可以借鉴我们对待慢性病的心态，争取在内心愉悦而不是焦虑的情况下，与之做长期斗争。

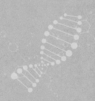

癌症的预防
和早期筛查

癌症的预防

根据世界卫生组织（WHO）的估计，30% ~ 50% 的癌症都是可以预防的，具体可以通过改变不良的生活习惯、接种预防性疫苗、接受预防性手术以及服用预防性药物等方式来实现。

改变不良的生活习惯

改变生活习惯主要包括戒烟、戒酒、多运动、减肥、改变饮食结构等。

香烟里面至少含有 50 种致癌物质。除了肺癌，吸烟还可能会成为食道癌、口腔癌、咽喉癌、肾癌、膀胱癌、胰腺癌、胃癌等多种癌症的诱发原因之一。此外，吸入二手烟一样会引发癌症。戒烟永远都不晚。研究表明，戒烟 5 ~ 10 年，可以将患以上癌症的风险减半。最新研究也发现，戒烟后肺部气管上皮会重新出现很多接近正常的细胞。最后，对癌症病人来讲，戒烟也是有好处的。多项研究表明，病人确诊后如若继续吸烟，会对几乎所有类型的癌症的治疗造成负面影响，但这些影响是可以通过戒烟消除的。

喝酒则是和口腔癌、咽喉癌、食道癌、肝癌、结直肠癌、乳腺癌等密切相关。一般来讲，喝得越多，风险越大，既抽烟又喝酒的人患癌症的风险会更大。近些年的大规模研究表明，喝酒无论多少，只有坏处没有好处。因此，能不喝最好不喝，但如果一定要喝的话，最好不要过量。

那么喝多少才算"不过量"呢？根据美国癌症协会的推荐，成年男子每日酒精摄入量应该不超过 28 克（约为 700 毫升淡啤酒或 90 毫升 40 度烈酒），而成年女性每日酒精摄入量应该不超过 14 克（约为 350 毫升淡啤酒或 45 毫升 40 度烈酒）；《中国居民膳食指南》的建议则是成年男性每日酒精摄入量不超过 25 克，成年女性每日酒精摄入量不超过 15 克。此外，未成年人、孕妇、哺乳期妇女以及有肝脏胰腺病变的人应该拒绝饮酒。

最后，酒精可能会影响到癌症治疗的效果。所以癌症患者如需饮酒，请务必咨询主治医生。

除了烟酒之外，饮食、体重、运动等也和癌症相关。由于这三者是息息相关的，我们放在一起讨论。

饮食和癌症的联系颇多。目前已知多吃水果蔬菜可以降低口腔癌、咽喉癌、胃癌、肺癌等多种癌症的风险，同时，少吃红肉（牛肉、猪肉、羊肉）和处理过的肉类（腊肉、熏肉、香肠等）能减少结直肠癌的患癌风险；此外，多摄入高纤维食物也能降低患结直肠癌的风险。根据英国癌症研究学会的推荐，水果蔬菜与主食和肉类的比例大致维持在2：1：1即可。其中，蔬菜应该以深绿色(西蓝花、菠菜等)、橙色（胡萝卜、南瓜、西红柿等）等类别为主，而肉类应该以鱼、蛋、鸡为主。

体重也会影响得癌症的概率。研究表明，超重和肥胖与食道癌、结直肠癌、乳腺癌、子宫内膜癌、肾癌等有关。我们一般用来判断是否超重的标准是身体质量指数（BMI）[1]。一般来讲，我们能把BMI保持在24以内即可，比如对于身高1.7米的个体，体重保持在大约70千克（即$1.7 \times 1.7 \times 24$）以内就可以了。

就运动而言，研究表明，适当的运动可以降低诸如膀胱癌、乳腺癌、结直肠癌、子宫内膜癌、食道癌、肾癌、胃癌等癌症的患病风险。对癌症病人而言，适量的体育运动也能提高其生活质量，甚至有证据表明，运动能降低结直肠癌、乳腺癌、前列腺癌等患者的死亡率。

那么我们一般需要多少运动量呢？美国卫生和公众服务部的推荐是，儿童和青少年每天应该保持至少一小时的体育锻炼；而成年人则应该保持每周150分钟的中等强度的有氧运动，或者75分钟的高强度有氧运动。同时，成年人还应该每周保持至少两次的肌肉

---

[1] BMI计算方式：BMI=体重（千克）/身高（米）的平方，即kg/m^2。

力量运动。

中等强度的有氧运动包括快走、羽毛球、瑜伽、太极等；高强度的有氧运动包括跑步、游泳、跳绳、足球、篮球等。

接种预防性疫苗

有些病原体的感染会显著提高个体患特定癌症的概率，所以，注射相应的疫苗就是预防这些癌症最好的方式。

与癌症相关的病原体主要有乙肝病毒（HBV）、丙肝病毒（HCV）、人乳头瘤病毒（HPV）、人类疱疹病毒第四型（EBV）、幽门螺杆菌（H.pylori，Hp）等，目前只有 HBV 和 HPV 造成的癌症能通过接种疫苗来预防。

据统计，我国 80% 以上的肝癌患者都伴随慢性乙肝病毒感染。同时，有 15% ~ 25% 的慢性乙肝病毒感染者会最终因患上肝硬化或肝癌而过早死亡。我国的新生儿一般在出生后的 0、1、6 个月会接种乙肝疫苗。大多数情况下，乙肝疫苗对乙肝的免疫力可以维持 10 年以上；成年人则自愿接种乙肝疫苗，但乙肝易感人群应尽早接种乙肝疫苗以降低风险，比如医护人员、乙肝病毒携带者的家人、免疫力低下人群、多性伴侣人群等。通过医院的血液检测也可以判断一个人是否还有对乙肝病毒的免疫力。

目前我们已知至少有 14 种癌症与人乳头瘤病毒（HPV）有关。这 14 种癌症中最主要的是宫颈癌——几乎所有的宫颈癌都是由 HPV

导致的。其他相关的癌症还有肛门癌、外阴癌、阴道癌、阴茎癌和口咽癌等。HPV 主要通过性行为传播，包括生殖器皮肤接触等行为。据统计，80% 的人都会在人生的某一阶段感染 HPV，感染高峰期为性活跃期刚开始后的一段时间。虽然对大多数人而言，HPV 感染会在两年内自动消退，但有几种特定的 HPV 病毒（如 16、18 型 HPV）可能会在人体内存活下来，并在 15～20 年内持续对 DNA 造成损伤，最终导致癌症。对有免疫缺陷的人群（比如艾滋病患者）来说，从 HPV 感染发展到患上癌症可能只需要 5～10 年。所幸，当前已研制出能有效预防 HPV 病毒引发的癌症的疫苗。目前国内市场上共有三种 HPV 疫苗（见下表）。在不考虑价格的情况下，九价 HPV 疫苗最好，而九价 HPV 疫苗也是目前美国唯一提供的 HPV 疫苗。

那么接种 HPV 疫苗有没有最佳时间呢？一般来讲，在性活跃期开始前接种效果会更好，但性活跃期开始后接种依然有帮助。目前，美国疾控中心推荐 11～12 岁的男孩和女孩接种九价 HPV 疫苗；最早可提前到 9 岁，而最晚最好不要超过 26 岁。此外，15 岁以内的儿童只需要 2 针，15 岁以上则需要 3 针。虽然 2018 年，FDA 将九价 HPV 疫苗的适用范围扩展到了 27～45 岁的成年男女，但目前美国疾控中心并不推荐所有 27～45 岁的男女接种 HPV 疫苗。此外，怀孕与哺乳期妇女也不推荐接种 HPV 疫苗。

我国接种三种类型 HPV 疫苗的推荐年龄

	二价 HPV 疫苗	四价 HPV 疫苗	九价 HPV 疫苗
预防的 HPV 类型	16、18 型	6、11、16、18 型	6、11、16、18、31、33、45、52、58 型
疾病预防效果	70% 的宫颈癌	70% 的宫颈癌 90% 的生殖器疣	90% 的宫颈癌 90% 的生殖器疣
国内推荐接种年龄	9 ~ 45 岁女性	20 ~ 45 岁女性	16 ~ 26 岁女性
国内参考价格（元）	1500 ~ 2000	2300 ~ 2800	3800 ~ 4300
国内接种次数和安排	0、1、6 月 共三次	0、2、6 月 共三次	0、2、6 月 共三次

接受预防性手术

　　预防性手术一般是指把尚未癌变，但在今后有可能癌变的组织切除的手术。目前，手术主要用于高风险人群的乳腺癌、卵巢癌以及结直肠癌等的预防。

　　那么风险是如何判定的呢？每种癌症的判定方式都不完全相同，但一般会考虑基因突变、家族史、健康史等风险因素。比如，就乳腺癌而言，高风险人群首先是携带 *BRCA1*、*BRCA2* 基因有害突变的个体（这些个体同时也是卵巢癌高风险人群）。研究表明，携带有 *BRCA1* 有害突变的个体，在 70 岁前患乳腺癌的概率为 55% ~ 65%，而 *BRCA2* 有害突变携带者则为 45% ~ 47%。

　　除了 *BRCA1/2* 基因之外，携带 *TP53*、*PTEN*、*STK11* 和 *CDH1* 等基因的有害突变的个体也算乳腺癌高风险人群，但这些基因的突变比 *BRCA1/2* 的突变在人群中要罕见很多。现在很多测序公司会提供乳腺癌遗传风险检测，这些检测服务的检测范围除了上述这些基因外，通常还可能会涵盖一些中等风险或研究暂不完备的基因，如 *ATM*、*CHEK2*、*BRIP1*、*PALB2* 等；而目前来说，在不存在其他风险因子的情况下，这些突变的携带者并不算在高风险人群里面。

　　此外，我们在"精准医学"一章中也讲过，基因里每个位置都可能突变，但不是所有突变都是有害的。所以我们在解读测序结果的时候，假如有突变存在，需要格外注意自己的突变是不是有害的，以及到底增加了多大的患病风险。

除了基因突变外，家族史也是判定高风险人群的标准之一，比如如果一名女性的母亲和亲姐妹在 50 岁前确诊了乳腺癌，那么，她就需要进行进一步的风险评估来确定自己是不是属于高风险人群范畴。另外，如果一名女性在 30 岁前胸部接收到了大量辐射，比如曾经通过放疗治疗某些霍奇金淋巴瘤，那么她也可能需要考虑接受预防性手术，来降低患乳腺癌的风险。此外，某些单侧乳腺癌的患者也可以考虑采取预防性对侧乳房切除术，来防止另一侧乳腺出现癌变。

最后再提醒一句，由于手术是一种入侵性非常强的癌症预防方式，我们在做选择之前，一定要确认自己是不是真的需要通过手术来预防，以及是不是还有其他方式来降低患癌症的风险。因为预防性手术通常没有时间上的紧迫性，我们可以多花一点时间考虑，并咨询不同的专家再做决定。毕竟，"过度医疗"有害无益。

服用预防性药物

除了入侵性强的手术，也有一些药物可以被用来预防癌症。这种使用药物来预防癌症的方法被称为"化学预防"（chemoprevention）。一般来说，普通人是没必要通过药物来预防癌症的，药物预防癌症多是针对高风险人群，比如携带了某些遗传突变或者有家族病史的人群。

化学预防目前最成功的是对高风险人群乳腺癌的预防。我们在"激素疗法"一章中讲过，很多乳腺癌细胞的生长依赖于雌性激素，因此，通过药物来抑制雌性激素受体的功能，可以在一定程度上降低患乳腺癌的风险。在一些高风险人群中使用他莫昔芬（Tamoxifen）和雷洛昔芬（Raloxifene）等药物进行预防，可以将乳腺癌的风险减半。

另外，还有一类被广泛讨论和研究的药物，是以阿司匹林为代表的非甾体抗炎药（NSAID）。研究表明，连续 10 年以上使用这些药物，能将患结直肠癌的风险降低 20% ~ 40%。然而由于这些药物还是存在一定的副作用，目前并不推荐给所有人使用。美国预防服务工作组（USPSTF）的最新建议是，只有满足以下五个条件的成年人才适合使用低剂量阿司匹林，作为心血管疾病和结直肠癌的一级预防：

（1）年龄范围为 50 ~ 59 岁；

（2）预期寿命在 10 年以上；

（3）个体存在 10% 及以上的心血管疾病风险；

（4）存在低出血风险；

（5）愿意连续 10 年每天服用低剂量的阿司匹林。

最后我们需要强调的是，虽然使用药物、保健品等来预防癌症听起来很美好，但目前真正被证实有效果的还很少。令人欣慰的是，当前关于癌症的化学预防方面的研究非常火热，或许在不久的将来，我们会有更多的药物甚至保健品可以用于癌症的预防。

癌症的早期筛查

随着生活质量的提高，人们越来越关注自己的身体健康，也有越来越多的人会选择各种各样的体检项目，比如做癌症的早期筛查，监测自己的身体状况，希望能早点发现癌症，避免不幸降临在自己身上。然而，癌症的早期筛查是个非常复杂的课题，相关的标准和指南也一直在变化。与很多人以为的不一样的是，随意的癌症筛查不仅对健康没有帮助，甚至还有坏处。鉴于目前各种体检机构的宣传花样繁多，却通常没有解释清楚相关的风险，我们这里就先谈谈癌症的早期筛查问题，再介绍一下相关的筛查技术。

早期筛查的风险

首先，癌症的早期筛查不是 100% 准确的，既有漏检（假阴性）的可能，也有错检（假阳性）的可能。漏检易导致真正的癌症患者在拿到结果之后忽视身体的一些信号，从而延误癌症的诊断和治疗；

而错检则是让健康人承受了不必要的心理负担以及后续不必要的医疗程序，包括潜在的入侵性手段（如预防或诊断手术、活检等）。

其次，有些早期筛查技术本身也有一定的风险，比如肠镜可能造成肠道内膜撕裂。

最后，有些癌症早期筛查看上去提高了癌症生存率，但其实没有任何帮助。究其原因，和两种偏差——领先时间偏倚（lead-time bias）和过度诊断偏倚（over diagnosis bias）有关。

我们先来举个例子说明什么是"领先时间偏倚"（见下图），假设有一位王大爷，50岁的时候身体内出现了癌变，但一开始并没有任何临床症状。在不进行筛查的情况下，王大爷57岁开始出现癌症的症状，随后去医院确诊和治疗，最终因为癌症不治，死于60岁；而在进行筛查的情况下，王大爷55岁查出了癌症并开始了治疗。但由于治疗效果不佳，王大爷最终还是因为癌症死于60岁。虽然看起来癌症筛查让王大爷"多活了"两年（"领先时间偏倚"），但实际上，他并没有从癌症筛查中获得任何益处，甚至多过了两年担惊受怕的生活。

"过度诊断偏倚"则是指，早期筛查更倾向于把很多一辈子都不会恶化的良性肿瘤给检测出来。主要是因为良性肿瘤存在于身体内的时间长，有更多的机会被发现，而一些快速生长、恶化的肿瘤被发现的概率就小了很多。过度诊断会让一些没用的筛查技术看起来有用，同时引起过度医疗等问题，给健康人带来不必要的安全风险。

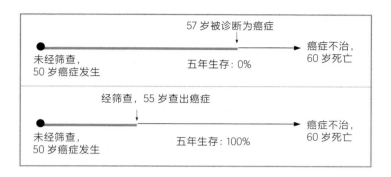

领先时间偏倚

早期筛查的分类

前面介绍了很多早期筛查的风险，但这并不是说我们应该放弃所有的筛查。像一些经过大量临床试验的早期筛查，好处多于坏处，还是值得去做的。虽然各国的标准不完全一致，但在很多发达国家，与癌症相关的机构组织（如发布了《癌症筛查指南》的美国癌症协会）对一般风险的健康人群会推荐三种癌症筛查：乳腺癌的筛查、宫颈癌的筛查、结直肠癌的筛查。此外，肺癌、前列腺癌、子宫内膜癌的相关筛查由于没有足够的证据证明其有效，并不推荐给所有人，而是推荐大家根据自身情况，自主决定要不要进行检测。除了上述癌症，其他癌症都不推荐对普通健康人群进行筛查，但天生携带致癌突变(如李－法美尼症候群患者)或有其他高风险因素的人群，可能需要更多的定期筛查。

◆ 乳腺癌的筛查

乳腺癌的筛查一般通过乳房摄影术（Mammography）进行。乳房摄影术是一种利用低剂量的 X 射线检查乳房的激光成像技术。美国癌症协会推荐 45 ～ 54 岁的女性每年检查一次，55 岁以上的妇女两年检查一次。当预期寿命不到 10 年的时候可以停止检查。

◆ 宫颈癌的筛查

宫颈癌的筛查一般通过巴氏涂片检查（Pap test）和 HPV 核酸检测（HPV DNA test）来完成。根据目前美国癌症协会的指南，注射过 HPV 疫苗的女性也应该接受宫颈癌筛查。对 21 ～ 29 岁的女性来说，巴氏涂片检查应该每三年进行一次，且不需要接受 HPV 核酸检测；30 ～ 65 岁的女性，最好每五年进行一次巴氏涂片检查和 HPV 核酸检测；而 65 岁以上女性，如果在过去 10 年里没有任何阳性结果，可以停止筛查。此外，接受过子宫全切手术的女性也不需要进行宫颈癌的筛查。

◆ 结直肠癌的筛查

目前，美国癌症协会的指南推荐 45 ～ 75 岁的男性和女性都进行结直肠癌筛查。结直肠癌的筛查方式有很多种，以下方式任选其一即可：每年一次大便免疫化学检测（FIT）、每年一次大便潜血检测（FOBT）、每三年一次多靶标大便核酸检测（multitarget stool

DNA，mt-sDNA）、每十年一次结肠镜检查（colonoscopy）、每五年一次 CT 结肠成像（CT colonography）、每五年一次柔性乙状结肠镜（flexible sigmoidoscopy）等。

其中，FIT、FOBT、mt-sDNA 检测都是基于粪便样本的测试，相对容易，但需要测试得更频繁。而肠镜、CT 等则是基于观察结直肠是否有病变来进行筛查，这些方法实施起来相对烦琐一点，且有一定的入侵性。此外，若通过除结肠镜检查外的任何方法发现有结直肠癌的可能，都需要再次进行结肠镜检查来确认。

◆ **肺癌的筛查**

肺癌筛查的主要方式为低剂量 CT（LDCT）。"低剂量"顾名思义，就是指放射剂量比常规 CT 检查要低，因而对人体的放射性损伤也更小，所以，用于人群的健康筛查是相对安全的。有些机构会用 X 光片来筛查肺癌，但实际上，X 光片筛查肺癌的准确率太低，易漏诊。比如，它很难发现小于 5 毫米的微小肿瘤，且对非钙化小结节不敏感，存在检测死角。

需要注意的是，低剂量 CT 筛查一般只推荐给有重度吸烟史的 55 ~ 74 岁的人群。什么样的程度算是"重度吸烟史"呢？是指每天抽的包数 × 年数 ≥ 30，比如每天 1 包烟并持续至少 30 年，或者每天 2 包烟并持续至少 15 年。符合上述条件，即可视为肺癌低剂量 CT 筛查的适用对象。

◆ **前列腺癌的筛查**

针对前列腺癌主要的筛查方式有前列腺特异性抗原检测（PSA test）和直肠指检。鉴于目前没有足够证据显示这两种筛查方式对男性的健康有益处，美国癌症协会的推荐是，50 岁以上男性应该根据自身情况（家族史、其他前列腺问题等），充分衡量风险和收益后，自行决定是否进行筛查。

◆ **子宫内膜癌的筛查**

子宫内膜癌主要的筛查方式是子宫内膜活检（endometrial biopsy）。同样地，由于缺乏有效性证据，子宫内膜癌的筛查不推荐给所有人。美国癌症协会推荐更年期后的妇女多多了解子宫内膜癌的相关风险和症状，在出现症状后及时通知医生。而针对高风险人群，如林奇综合征（Lynch Syndrome），也叫遗传性非息肉病性结直肠癌（HNPCC）患者，可以考虑 35 岁后开始进行每年一次的子宫内膜活检。

最后，国内还有不少体检机构会推荐普通人群检测一些常见肿瘤标记物，如甲胎蛋白（AFP）、癌胚抗原等。遗憾的是，目前还没有任何证据显示这些标记物的检测对一般人群的好处大于坏处，所以，普通人在接受这些常见肿瘤标记物筛查前需要慎重考虑，或咨询正规医院医生的相关意见。

CANCER
REFERENCE
BOOK

附录:
实用癌症参考信息

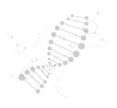

癌症分期与分级

　　癌症的分期（cancer staging）是用来评估肿瘤的大小以及扩散情况的一项重要参考指标。进行癌症的分期对癌症治疗方案的选择、患者接下来病情发展的预估都很重要。

　　目前，实体肿瘤最常用的是"TNM 分期系统"；脑癌一般只分级，不分期；而淋巴瘤则有一套单独的"安娜堡分期系统"。

　　需要注意的是，癌症的分期在确诊之后就不会再改变了。也就是说，如果一个 II 期癌症确诊患者在治疗后仍然发生了癌症转移，那么这名患者的癌症仍是 II 期而不会变为 IV 期。

　　癌症的分级（cancer grading）则是从病理学的角度对癌症的分化状态做出的评估，通常是根据显微镜下观察到的肿瘤组织和细胞形态做出的一种分类。大多数癌症采取三级分级系统（低级 G1、中级 G2、高级 G3），而有些癌症（如前列腺癌和乳腺癌）则采用各自独特的分级系统。一般而言，高级肿瘤比低级肿瘤的生长和传播的速度更快，也就是恶性化程度更高、患者预后可能更差。

接下来，我们依次介绍常见的癌症分期和分级系统。

TNM 分期系统和数字分期系统

TNM 分期系统和数字分期系统是目前国际上最常用的癌症分期系统，相关标准主要由国际抗癌联盟（UICC）和美国癌症联合委员会（AJCC）来制定。

◆ **TNM 分期系统**

TNM 分期系统根据肿瘤大小（Tumor Size）、淋巴结（Lymph Node）及癌症转移（Metastasis）的不同情况来分期。具体字母代表的解释如下页表格。

虽然对不同类型的癌症来说，TNM 各档的意义不完全一致，但一般数字越大表示癌症越严重，比如，T4N3M1 就比 T2N1M0 的癌症严重。另外，还有一些癌症在 TNM 的档位基础上还有次级档，比如 M1a 和 M1b 的肺癌，就用来区分肿瘤是扩散到了其余的肺部（M1a）还是身体的其他器官（M1b）。

分期符号	临床意义	档位
T	肿瘤的大小以及其扩散到附近组织的程度	主要分为 1、2、3、4 四档。 T1 至 T4 程度逐级加深。 T1：肿瘤最小，或者很少扩散到邻近组织 T4：肿瘤最大或者大规模扩散到邻近组织 另有以下三档： TX：无法确定 T0：没有肿瘤 Tis：原位癌
N	癌症是否已经扩散到了淋巴结，即是否有淋巴结受累	主要分为 0、1、2、3 四档。 N0 至 N3 程度逐级加深。 N0：没有区域淋巴结受累，淋巴结内无癌细胞 N1：只有附近的少数淋巴结受到累及 N2：介于 N1 和 N3 的状况之间的情况（并不适用于所有肿瘤） N3：远处的和 / 或更多的淋巴结受到累及（并不适用于所有肿瘤），淋巴结内有很多癌细胞 NX：无法确定
M	癌症是否已经扩散到了身体的其他部位	分为 0 和 1 两档。 M0：无癌症转移（肿瘤没有播散至体内其他部分） M1：有癌症转移（肿瘤播散至体内其他部分）

下图为 2017 年国际肺癌研究协会（IASLC）颁布的肺癌 TNM 第八版分期标准。

第八版肺癌分期（2017 年 1 月 1 日起执行）

原发肿瘤（T）分期		区域淋巴结（N）分期		远处转移（M）分期	
Tx	原发肿瘤大小无法测量；或痰脱落细胞、支气管冲洗液中找到癌细胞，但影像学检查和支气管镜检查未发现原发肿瘤	Nx	淋巴结转移情况无法判断	Mx	无法评价有无远处转移
T0	没有原发肿瘤的证据	N0	无区域淋巴结转移	M0	无远处转移
Tis	原位癌				
T1a	原发肿瘤最大径 ≤ 1cm，局限于肺和脏层胸膜内，未累及主支气管；或局限于管壁的肿瘤，不论大小	N1	同侧支气管或肺门淋巴结转移	M1a	胸膜播散（恶性胸腔积液、心包积液或胸膜结节）
T1b	原发肿瘤最大径 > 1cm，≤ 2cm，其他同 T1a			M1b	单发转移灶原发肿瘤对侧肺叶出现卫星结节；有远处转移（肺/胸膜外）
T1c	原发肿瘤最大径 > 2cm，≤ 3cm			M1c	多发转移灶，其余同 M1b

此外，我们有的时候会看到类似"cT2N1M0"和"pT2N1"的分期，其中"c"表示手术前的临床分期（clinical staging），而"p"表示手术后的病理分期（pathological staging）。临床分期对治疗方案的选择至关重要。病理分期由于肿瘤样本更多，一般也更精准，对制定辅助治疗方案、评估患者的预后都很有帮助。

◆ 数字分期系统

在确定 TNM 分期之后，很多癌症会被进一步转化为我们常见的数字系统，即 0 期、Ⅰ期、Ⅱ期、Ⅲ期、Ⅳ期癌症，其中：

- 0 期：检测到异常细胞，但异常细胞没有扩散到别处，一般也被称为"原位癌"。有些原位癌可能在今后转化为恶性肿瘤，也有的原位癌可能一辈子都不会恶化。
- Ⅰ期：肿瘤还比较小，且无扩散。
- Ⅱ期：肿瘤比Ⅰ期要大，无扩散或者仅扩散到邻近的淋巴结。
- Ⅲ期：肿瘤很大，且已经扩散到了邻近的组织和淋巴结。
- Ⅳ期：肿瘤已经扩散到了身体的其他器官。

和 TNM 一样，数字分期系统也会有诸如 Ⅱ a、Ⅱ b 的次级分类，同时也有临床分期、病理分期之分。很多癌症的最新数字分期系统除了考虑 TNM 分期外，还会额外考虑癌症分级和一些肿瘤分子标记物来确定分期。比如在最新版（第八版）的 AJCC 标准里，除了 TNM，癌症分级（G1、G2、G3）和 ER/PR/HER2（见第五章"乳腺癌的激素疗法"一节）等分子标记物的状态，都会影响最终的数字分期。

淋巴瘤的安娜堡分期系统

除了皮肤淋巴瘤、慢性淋巴细胞白血病（CLL）外的霍奇金与非霍奇金淋巴瘤一般都采用安娜堡分期系统（Ann Arbor staging）。安娜堡分期系统依据肿瘤的位置和数量，将淋巴瘤分为四期：

- Ⅰ期：仅有一组淋巴结内有淋巴瘤。如果有且仅有单个不存在于淋巴结内的淋巴瘤，则定为 IE 期，其中"E"代表淋巴结外淋巴瘤（Extranodal lymphoma）。
- Ⅱ期：淋巴瘤出现在两组及以上的淋巴结中，同时这些淋巴结位于膈（胸腔与腹腔的分隔）的同一侧。ⅡE 期则是指淋巴瘤影响到了单个邻近的非淋巴器官。

- Ⅲ期：膈的两侧都有淋巴瘤。

- Ⅳ期：淋巴瘤扩散到了身体的其他非淋巴器官，如肝、
  肺、骨髓等。

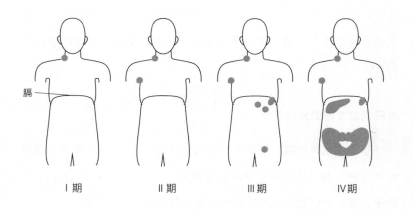

膈

Ⅰ期　　　　　Ⅱ期　　　　　Ⅲ期　　　　　Ⅳ期

在安娜堡分期系统里，根据临床症状，以上每期都还有 A 和 B
两种分类，如ⅡA 组、ⅡB 组等。其中：

A 组无任何 B 组症状。

B 组有如下三种症状之一：不明原因的发热（至少
38℃）；夜间大量盗汗；确诊前 6 个月内，体重不明原因地
减少 10% 以上。

三级分级系统

即使是同组织类型的肿瘤，也具有不同的恶性程度。肿瘤细胞在演化的过程中会逐渐去分化（分化程度逐渐降低），从这个层面讲，低分化肿瘤相比高分化肿瘤更具侵袭性，恶性程度也更高。这种肿瘤组织分化程度的大小可用肿瘤的分级（Grading，G）来表示。

除了因为种种原因无法被定级（GX）的肿瘤外，其三级分级系统分别代表的含义如下：

- 一级（G1）：肿瘤组织和细胞与健康的组织和细胞长得差不多，也被称为高度分化的肿瘤或低级肿瘤。
- 二级（G2）：肿瘤组织和细胞看上去有一些异常，也被称为中度分化的肿瘤或中级肿瘤。
- 三级（G3）：肿瘤组织和细胞看上去非常异常，已经缺乏正常组织和细胞的形态结构，也被称为低度分化或未分化的肿瘤，即高级肿瘤。有些系统里，G3会被进一步分为G3和G4，分别对应低度分化和未分化两种情况。

一般说来，肿瘤分级越高，预后越差，但并非所有肿瘤都是如此。

前列腺癌的格里森分级系统

格里森分级系统（Gleason scoring system）是最常用的前列腺癌分级系统。病理医生会从病人的前列腺活体组织样本中找到最常见的和第二常见的组织形态，并分别打分（1～5分）。最低分（1分）代表肿瘤组织和正常前列腺组织非常相似，而最高分（5分）代表肿瘤组织和正常前列腺组织非常不同。

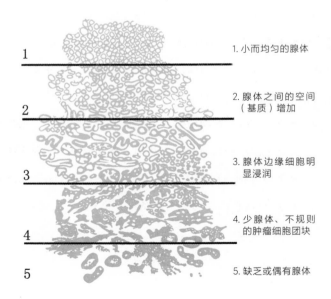

1. 小而均匀的腺体

2. 腺体之间的空间（基质）增加

3. 腺体边缘细胞明显浸润

4. 少腺体、不规则的肿瘤细胞团块

5. 缺乏或偶有腺体

最常见的和次常见的组织形态分数之和就是格里森分数（2～10分）。根据格里森分数，前列腺癌被划为三级：

- 格里森分数 2～6 分：高度分化的肿瘤，即低级肿瘤。
- 格里森分数 7 分：中度分化的肿瘤，即中级肿瘤。
- 格里森分数 8～10 分：低度分化或未分化的肿瘤，即高级肿瘤。

乳腺癌的诺丁汉分级系统

诺丁汉分级系统（Nottingham grading system）主要依赖于三个形态学指标：腺管形成、核异型性、有丝分裂计数。每个指标由好到坏评为 1、2、3 分。最后再依据三项总分定为三级：

- G1（分数 3、4、5）：高度分化的肿瘤，生长速度较慢。
- G2（分数 6、7）：中度分化的肿瘤，生长速度中等。
- G3（分数 8、9）：低度分化的肿瘤，生长速度较快。

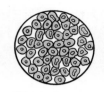

G1
细胞核小，分部均匀，与正常乳腺上皮细胞大小相似

G2
比正常细胞大，有开放的泡状核，可见核仁，大小和形状有中度变化

G3
细胞核呈水泡状，核仁明显，在大小和形状上有明显变化

癌症统计数字

谈及癌症，很多人首先关注的就是和癌症有关的统计数字。普通人可能会关注不同癌症的发病率和死亡率，而癌症患者则可能更关注和自身疾病情况相似的人一般都能活多久。接下来，我们就分别介绍这两类和癌症相关的统计数字。

癌症发病率、死亡率统计

癌症的发病率（incidence）一般是指一年内每 10 万人里会出现多少个癌症患者。比如，据估算，我国 2018 年近 14 亿人口里有大约 77 万新增的肺癌患者，故我国的肺癌发病率大约为每 10 万人 54 例。

然而，这种简单的计算方法有一个问题就是，不同国家由于人口的年龄结构不同，癌症发病率不好相互比较。我们知道，一般来说年龄越大越容易得癌症，比如 0 ~ 39 岁的人群里，肺癌发病率约为每 10 万人中有 1 人，而 40 岁以上的人群里，肺癌发病率约为每 10 万人中有 114 人。所以，一个老龄化社会的癌症发病率，一般比以中青年为主的社会高。

因此，为了更好地对比不同地区的发病率，很多时候我们会见到"年龄标准化率"（Age-Standardized Rate，ASR），就是假设在不同地区的年龄结构都一致的情况下，计算癌症发病率是多少。下表列举了我国和美国 2018 年的癌症发病人数、原始癌症发病率和年龄标准化发病率。

2018 年中美癌症发病率对比（WHO 数据）

癌症类型	中国			美国		
	ASR	发病人数	发病率	ASR	发病人数	发病率
肺癌	35.1	774323	54.4	35.1	227356	69.6
结直肠癌	23.7	521490	36.6	25.6	155098	47.5
胃癌	20.7	456124	32.1	4.1	26026	8
肝癌	18.3	392868	27.6	6.8	37948	11.6

癌症类型	中国			美国		
	ASR	发病人数	发病率	ASR	发病人数	发病率
乳腺癌（女性数据）	36.1	367900	53.3	84.9	234087	141.9
食道癌	13.9	307359	21.6	3.3	20064	6.1
甲状腺癌	10.1	194232	13.6	14.5	60845	18.6
胰腺癌	5.2	116291	8.2	7.7	50846	15.6
宫颈癌	10.7	106430	15.4	6.5	14065	8.5
前列腺癌	9.1	99322	13.6	75.7	212783	131.5
非霍奇金性淋巴瘤	4.3	88090	6.2	12.6	73253	22.4
白血病	5.1	82607	5.8	9.8	50149	15.3
膀胱癌	3.7	82270	5.8	12	82501	25.2
中枢神经系统癌	4.1	76494	5.4	5.5	24237	7.4
子宫癌	7.1	73253	10.6	20.1	57004	34.5
肾癌	3.4	70407	4.9	10.9	60336	18.5
鼻咽癌	3	60558	4.3	0.45	2126	0.65
胆囊癌	2.4	54131	3.8	1.7	11496	3.5
卵巢癌	5.3	52971	7.7	8.5	24469	14.8
口腔癌	1.3	28730	2	4.3	24229	7.4
喉癌	1.3	27832	2	2.7	15351	4.7

癌症类型	中国			美国		
	ASR	发病人数	发病率	ASR	发病人数	发病率
多发性骨髓瘤	0.92	20066	1.4	4.1	25962	7.9
唾液腺癌	0.43	8557	0.6	0.86	4865	1.5
黑色素瘤	0.36	7379	0.52	12.7	71434	21.9
下咽癌	0.28	5990	0.42	0.5	2911	0.89
口咽癌	0.25	5382	0.38	2.4	12214	3.7
霍奇金淋巴瘤	0.3	5007	0.35	2.5	9295	2.8
睾丸癌	0.58	4491	0.61	5	8311	5.1
阴茎癌	0.42	4483	0.61	0.52	1510	0.93
外阴癌	0.29	3122	0.45	1.7	5286	3.2
间皮瘤	0.14	3060	0.22	0.58	4109	1.3
阴道癌	0.14	1481	0.21	0.45	1445	0.88
卡波西肉瘤	0.01	246	0.02	0.31	1329	0.41

除了发病率，想必大家也很关注癌症的死亡率（mortality）。（这里的死亡率不是指患者死亡的概率，而是指每 10 万人里有多少人因为癌症而死。）

和发病率类似，死亡率也可分为原始死亡率（不考虑年龄结构）和年龄标准化率（ASR）。在我国，2018 年死亡率最高的三种癌症分别是肺癌（每 10 万人里有 48.5 人死亡）、胃癌（27.4）和肝癌（25.9）。下表列举了我国和美国 2018 年的癌症死亡人数、原始死亡率和年龄标准化死亡率（数据来源为世界卫生组织 WHO）。

2018 年中美癌症死亡率对比（WHO 数据）

癌症类型	中国			美国		
	ASR	死亡人数	死亡率	ASR	死亡人数	死亡率
肺癌	30.9	690567	48.5	22.1	152423	46.6
胃癌	17.5	390182	27.4	1.7	11438	3.5
肝癌	17.1	368960	25.9	4.9	30485	9.3
食道癌	12.7	283433	19.9	2.5	16066	4.9
结直肠癌	10.9	247563	17.4	8.2	54611	16.7
胰腺癌	4.9	110390	7.8	6.6	45574	13.9

癌症类型	中国			美国		
	ASR	死亡人数	死亡率	ASR	死亡人数	死亡率
乳腺癌(女性数据)	8.8	97972	14.2	12.7	41904	25.4
白血病	3.5	65531	4.6	3.4	23882	7.3
中枢神经系统癌	3.2	63860	4.5	3.2	17544	5.4
前列腺癌	4.7	51895	7.1	7.7	28705	17.7
非霍奇金性淋巴瘤	2.3	48129	3.4	2.8	20712	6.3
宫颈癌	4.4	47739	6.9	1.9	5266	3.2
胆囊癌	2.1	46753	3.3	0.56	3991	1.2
肾癌	1.9	43486	3.1	2.3	15333	4.7
膀胱癌	1.6	38208	2.7	2.1	17755	5.4
鼻咽癌	1.5	31413	2.2	0.17	996	0.3
卵巢癌	2.9	30886	4.5	4.1	14008	8.5
喉癌	0.7	15698	1.1	0.59	3824	1.2
多发性骨髓瘤	0.66	14655	1	1.8	13648	4.2
口腔癌	0.62	13805	0.97	0.71	4493	1.4
子宫癌	1.2	13329	1.9	3	10647	6.5

癌症类型	中国			美国		
	ASR	死亡人数	死亡率	ASR	死亡人数	死亡率
甲状腺癌	0.39	8603	0.6	0.3	2090	0.64
黑色素瘤	0.18	3766	0.26	1.4	9491	2.9
下咽癌	0.14	3098	0.22	0.1	593	0.18
霍奇金淋巴瘤	0.14	2736	0.19	0.19	1057	0.32
口咽癌	0.12	2715	0.19	0.58	3435	1.1
间皮瘤	0.12	2643	0.19	0.31	2444	0.75
唾液腺癌	0.12	2552	0.18	0.16	1123	0.34
阴茎癌	0.14	1581	0.22	0.11	336	0.21
外阴癌	0.09	1088	0.16	0.3	1242	0.75
睾丸癌	0.09	888	0.12	0.23	418	0.26
阴道癌	0.06	609	0.09	0.12	458	0.28
卡波西肉瘤	0.01	207	0.01	0.02	117	0.04

癌症生存率统计

癌症的发病率和死亡率多是从流行病学的角度反映癌症的整体风险，但对癌症患者和家属来说，可能更想知道的是自己的病有多大概率能治好，与之相关的癌症统计数字是癌症的生存率。知晓癌症的生存率，可能会让患者更清楚自己将要面对什么，同时也能帮助患者选择更合适的治疗方案。

然而有时候知晓自身癌症的生存率可能会让人很沮丧。不过患者需要明白的是，生存率并不能说明一切，只是代表着以往病情大致相同的患者有多少活了下来、活了多久，并不是说作为个体治疗有多大的成功率。同时，每个人的具体情况都是不同的，一般的统计数字很难涵盖所有因素，比如患者其他的身体健康问题等。如果某位患者除了癌症外，身体其他方面都很健康，那么他存活的概率可能也要高一些。

此外，很多癌症生存率的数字是多年以前的，甚至不是我国的数据。这些数字既不能反映最新的医学进展，也不能反映国家之间的区别。不管怎么说，患者都有权选择不知晓和癌症生存率有关的数据。

一般来说，癌症生存率的划分采用一年、两年、五年这三个时间点。大多数情况下，我们听到的可能都是五年生存率，比如，据估计，中国癌症患者总体的五年生存率大约为41%（2015 年数据）。

这是什么意思呢？在不考虑相对与绝对生存率的区别的情况下，简单理解就是说，每 100 个中国患癌病人里，有 41 个病人从确诊的那天算起，至少又活了 5 年（可能是 10 年、20 年，甚至更长）。

需要注意的是，影响生存率的因素有很多，比如患者的年龄和性别、癌症的种类、癌症的分期和分级等。比较遗憾的是，我国目前还没有公开发布的细分统计数据，所以有时我们听到的数据可能都来自其他国家，比如美国国家癌症研究所的 SEER 项目，就详细记载了近几十年的癌症生存数据。好消息是，近些年，我们国家相关的数据也在变多，比如 2018 年，国家癌症中心发表了 2012—2015 年中国各类癌症的五年生存率（见下表）。

我国 2012—2015 年的各类癌症五年生存率
（括号内为 95% 置信区间）

癌症类型	年龄标准化五年相对生存率
口咽癌	50.4% (48.4 ~ 52.5)
鼻癌	45.5% (42.6 ~ 48.4)
食道癌	30.3% (29.6 ~ 31.0)
胃癌	35.1% (34.5 ~ 35.7)
结直肠癌	56.9% (56.2 ~ 57.5)

癌症类型	年龄标准化五年相对生存率
肝癌	12.1% (11.7 ~ 12.6)
胆囊癌	16.4% (15.1 ~ 17.6)
胰腺癌	7.2% (6.6 ~ 7.9)
喉癌	57.7% (54.8 ~ 60.7)
肺癌	19.7% (19.3 ~ 20.1)
其他胸腔器官癌	36.7% (32.7 ~ 40.7)
骨癌	26.5% (23.9 ~ 29.1)
黑色素瘤	45.1% (40.1 ~ 50.1)
乳腺癌	82.0% (81.0 ~ 83.0)
宫颈癌	59.8% (57.1 ~ 62.5)
子宫癌	72.8% (70.5 ~ 75.0)
卵巢癌	39.1% (37.2 ~ 41.0)
前列腺癌	66.4% (63.7 ~ 69.0)
睾丸癌	55.2% (42.5 ~ 67.8)
肾癌	69.8% (68.5 ~ 71.1)
膀胱癌	72.9% (71.6 ~ 74.1)
脑癌	26.7% (25.1 ~ 28.2)
甲状腺癌	84.3% (81.8 ~ 86.8)

癌症类型	年龄标准化五年相对生存率
淋巴瘤	37.2% (36.0 ~ 38.4)
白血病	25.4% (24.1 ~ 26.8)
其他癌症	53.3% (52.2 ~ 54.4)
所有癌症	40.5% (40.3 ~ 40.7)

　　前面讲到，早、中、晚期的癌症五年生存率可能差别很大，由于目前我国不是对所有癌症都有相关的统计数据，因此在下表里，我们列举了美国 2008—2014 年的常见癌症的分期五年生存率（源自 SEER 数据库）。和上表对比后，我们可以发现，有些癌症的中美存活率差别还是比较大的，因此这里的信息只能用作参考。表中的早期癌症是指仅影响病发器官的癌症（Ⅰ期），中期癌症是指肿瘤已经入侵到邻近的其他器官和淋巴结（Ⅱ期 / Ⅲ期），而晚期癌症则是指已经出现远端器官或淋巴转移的癌症（Ⅳ期）。

美国 2008—2014 年癌症五年相对生存率

（按照确诊时的分期分类）

癌症类型	所有分期（%）	早期（%）	中期（%）	晚期（%）
乳腺癌	90	99	85	27
口咽癌	65	84	65	39
结直肠癌	65	90	71	14
卵巢癌	47	92	75	29
胰腺癌	9	34	12	3
前列腺癌	98	>99	>99	30
食道癌	19	45	24	5
胃癌	31	68	31	5
肾癌	75	93	69	12
睾丸癌	95	99	96	74
喉癌	61	78	46	34
甲状腺癌	98	>99	98	56
肝癌	18	31	11	2
膀胱癌	77	69	35	5
肺癌	19	56	30	5
宫颈癌	66	92	56	17
黑色素瘤	92	98	64	23
子宫癌	81	95	69	16

最后，如果想了解更详细的癌症生存数据，可以直接使用 SEER 数据库[1]查询美国的相关数据，也可以使用第三方程序间接查询 SEER 里的数据。下图展示了一位刚刚诊断为 II 期、G1 级结肠癌的 65 岁男性的五年生存率，大约为 88%[2]。

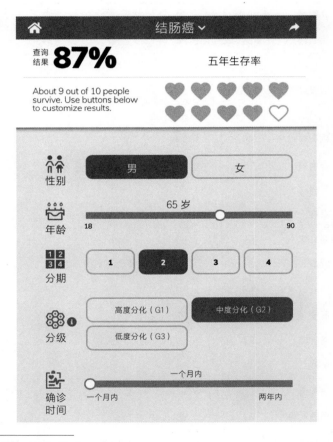

---

[1] 网址：https://seer.cancer.gov

[2] 图片数据来源：https://cancersurvivalrates.com（结果基于美国SEER数据库）。

最后需要重申的是，这些癌症生存率数据仅供参考，因为还有很多因素会影响生存率。比如说，这些统计工具都只关注到了癌症大类，而没有提供精准的癌症分类，而"越分越仔细"正是我们前面讲到的精准医学的目标之一。

以淋巴瘤为例，看过电影《滚蛋吧！肿瘤君》的朋友一定不会对"非霍奇金淋巴瘤"这个名字感到陌生。在美国，霍奇金淋巴瘤和非霍奇金淋巴瘤的五年生存率分别为 86.2% 和 70.7%。同时，霍奇金淋巴瘤和非霍奇金淋巴瘤都可以继续细分为很多不同的类型，这些分类会进一步影响生存率数据。不过，患者还是可以选择以这些数字为起点，和主治医生讨论自己个人的情形，以及下一步可能的发展。

治疗成功率统计

除了癌症的生存率，患者可能还会关心治疗的成功率。毕竟选择不同的治疗方案可能导致不同的结果，而这些差异，并不会在我们前面提到的那些癌症生存率数据中反映出来。

一般来说，比较不同治疗方案的好坏都是通过临床试验完成的（详见下一节）。这些临床试验里，一般是一部分患者采用方案 A，另一部分采用方案 B，最后对比看哪种方案能更有效地提高患者的生存率。

那么，临床试验中会采用哪些统计数字（也叫临床试验终点指标）来描述治疗方法的好坏呢？

常见的试验终点指标包括总生存期、无进展生存期／无病生存期／无事件生存期／无复发生存期、客观缓解率、缓解持续时间等。

- **总生存期**（Overall Survival，OS）：是指从随机化分组开始（大部分指参与试验的时间）至因任何原因引起死亡的时间。与总生存期对应的有总生存率，也就是从随机化分组开始到某个时间点仍然存活的患者比例，如我们讲过的五年生存率。这是一个反映癌症治疗效果的硬指标，能提高生存率的方法即可说明对患者有好处。

- **无进展生存期**（Progression-free Survival，PFS）、**无病生存期**（Disease-free Survival，DFS）、**无事件生存期**（Event-free Survival, EFS）、**无复发生存期**（Relapse-free Survival，RFS ）：PFS、DFS、EFS 和 RFS 都是比 OS 更严苛的终点指标。总生存期（OS）只要求患者活着，但这四者不仅要求患者活着，同时还要求患者的病情没有加重／没有出现严重的副作用／没有复发迹象。这四者也是硬指标，与之对应地，也有无进展生存率、无病生存率、无事件生存率和无复发生存率。

- **客观缓解率**（Objective Response Rate，ORR）：治疗后肿瘤缩小甚至消失的患者比例。这一指标可以用来描述有多大比例的患者对这一疗法有反应。需要注意的是，有应答不代表一定能续命。

- **缓解持续时间**（Duration of Response，DoR）：从肿瘤开始应答到进展的时间长度。这一指标可以用来描述那些对治疗有反应的患者里，药效能持续多长时间。

以上几个指标当然都是越长 / 越高越好，但是需要注意的是，由于这些统计数字都是在临床试验下测得的，不一定和现实医疗中的效果完全一致。此外，这些数字都是描述在一群病人里某种疗法的平均效果如何，不一定能代表在单个病人身上也能起到同样的效果。

临床试验：给晚期患者的治疗选项

可能有人觉得临床试验就是拿病人当"小白鼠"，背后是一群邪恶的医生和资本家。然而事实上，临床试验是检验药物是否有效的黄金标准，也是很多晚期癌症患者应该考虑的治疗策略之一。全世界每天都有很多临床试验在进行，那么临床试验到底是怎样的呢？我们又该如何选择适合自身情况的临床试验呢？

药物研发与临床试验

在介绍临床试验前，我们先来看看一种新药是如何历经千难万险才能上市的。下图展示了新药上市的大致过程：首先，药厂会选定一个靶标进行研发，从成千上万的候选药物中筛选出很小的一部分送入临床前研究。临床前，研究人员会通过体外试验和动物试验来判断候选药物是不是安全，以及什么剂量可能适合人体使用。只有满足高安全性和有效性要求的药物才能进入人体临床试验阶段。临床试验环节则是为了检验药物在人体内是不是同样安全和有效，而能进入临床试验的药物一般数量已经很少了。最后，政府监管部门，比如我国的国家药品监督管理局（NMPA）、美国的食品药品监督管理局（FDA）、欧洲药品管理局（EMA），还要对临床试验的结果进行审批，才能最终批准新药的上市。

据 2010 年的一项研究统计，一种新药上市平均需要花费十多年的时间和至少 8 亿美元的经费，而整个过程中最花钱的地方就是临床试验了。

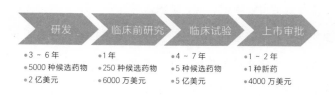

新药上市的大致过程

临床试验的分期、安全性与评价指标

临床试验花销巨大也是有原因的。作为新药上市前最关键的一环，临床试验既要保障参与者的安全，也要保障其结果是真实可靠的。首先，临床试验并不是随随便便就能开展的。在开展前，医药企业需要获得足够多的数据显示药物在体外和实验动物中是安全且有效的。在此基础上，临床试验的相关流程还需要获得相关医院的伦理委员会的批准，以确保整个临床试验方案是符合规范的、安全的。最后，每个临床试验还必须经过相关政府机构的批准才能进行，如在我国开展的临床试验，就需要获得国家药品监督管理局下属的药品审评中心的许可。这些临床试验开展前的审核工作，本质上都是为了降低患者参与试验的风险。

其次，每种药物的临床试验都不是一次性完成的，通常药物上市前需要进行为期三期的临床试验（参看下图）。

Ⅰ期临床试验一般规模较小（几十人），主要目的是观察药物在人体内的代谢和作用方式，以及副作用的强度，同时优化药物的剂量选择。FDA 的数据显示，Ⅰ期临床试验会淘汰掉 30% 的药。

Ⅱ期临床试验规模会更大，最多会有几百人参与，主要目的是进一步测试药物的安全性以及不良反应的程度，同时，研究人员也会观察药物是不是有效果。因为参与人数不够多，Ⅱ期临床试验并不能证实试验药物的效果好于现有的疗法。Ⅱ期临床试验的药物只有三分之一能进入Ⅲ期临床试验。有些时候，为了节省时间，Ⅱ期临床试验会和Ⅲ期临床试验同步进行，称为Ⅱ/Ⅲ期临床试验。

Ⅲ期临床试验可能会有上千人参与，这些参与者会被随机分配到实验组和对照组，实验组的病人接受新药，对照组的病人接受标准疗法（已上市的疗法中最好的方法）。只有实验组病人的治疗结果显著好于对照组里的病人，同时没有严重的副作用出现，该新药才有可能获批上市。

进入Ⅲ期临床试验的药物最终有 25% ~ 30% 能上市。我们假设有 100 种药进入临床试验，那么最终能上市的药物可能只有 5 ~ 6 种。也就是说，能通过临床试验上市的药物是可以放心大胆地作为治疗方案考虑的。当然，是否适用于某个个例，需要和医生进行讨论并进行必要的检查。有些时候药物上市后还会进行所谓的Ⅳ期临床试验，主要是为了观察药物的长期安全性和有效性。一般来说，越后期的临床试验相对是越安全的，因为被测试的次数越多。

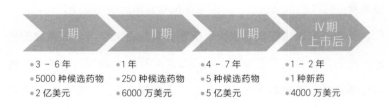

药物临床试验流程

如何参与临床试验和注意事项

那么，癌症患者该不该选择参与临床试验呢？针对这个问题，真的要具体情况具体分析了。

一方面，参与临床试验可以接触到还未上市的新药，其中有一些说不定就成了今后的抗癌"神药"，而且一般来说，这些新药和与之相关的医学测试和检查都是免费提供给患者的，虽然患者仍然需要负担临床研究外的相关费用（比如交通、住宿、部分非研究相关的检查费等）；其次，因为临床试验耗费大量投入，一般在临床试验里，患者可能会获得医疗团队更多、更密切的关注；最后，参与临床试验，某种意义上也是在帮助人类医学的进步。

但另一方面，首先，参与临床试验肯定比采用标准疗法冒着更大的风险。尽管已经有很多手段和标准来确保患者的安全，但对于新药，意料之外的不良反应仍然有可能发生。其次，因为临床试验需要收集大量数据，患者可能需要更频繁地去医院进行更多的化验，并提供一些血液或肿瘤样本供组织方研究。此外，大部分新药最后可能不一定比现有的标准疗法效果更好。不少药物就算进入了 III 期临床试验，最后也还是被证明效果不行。更何况，效果好的药也不是对所有人效果都好，并不是人人都能当"幸运儿"。最后，进入临床试验也不代表一定能用上新药。不少临床试验都是随机对照试验，即除了"实验组"外还有"对照组"。患者进入实验组还是对照组，是由电脑随机生成的。如果患者被选入了对照组，那么患者便只能接受标准疗法或者安慰剂治疗，而用不上新药。一般医生和患者都不知道哪些人是对照组，哪些人是实验组，即所谓的"双盲"试验。此外，还有研究人员知道但患者不知道分组的"单盲"试验，以及医生和患者都知道分组的"开放标签"试验。

除了以上的优缺点需要考虑外，患者最好在参与试验前确保自己的所有疑问都被解答了。一般在正规的临床试验前，都有签署知情同意书的环节，临床试验的组织者会详细解释药物的原理、试验的流程以及所有预料到的风险，而这一环节也是患者提问的好时机。参与临床试验前，患者也应该咨询主治医生的意见来综合考量参与试验的利弊。

以下为美国国家癌症研究所（NCI）总结出的，患者在参与试验前可能需要了解和思考的问题：

- 这个临床试验的目的是什么？
- 为什么这种疗法比已有的疗法要好？
- 参与这个试验要多长时间？
- 参与这个试验要做哪些检查和测试？
- 医生将如何知道治疗是否有效？
- 我如何得知试验结果？
- 参加试验前，我有多少考虑的时间？

- 试验中谁是我的负责人、联系人？

- 我可以和正在试验中的病人交流吗？

- 新疗法可能产生哪些副作用？可能有什么好处？

- 与标准治疗相比，该试验的潜在风险和收益如何？

- 如果我想中途退出怎么办？

- 我需要为任何治疗或检查付费吗？

- 如果我在试验中出了问题，会有人负责吗？

- 参与这个试验会对我的生活造成多大的影响（住院、经常去医院、长途跋涉等）？

- 除了临床试验，我还有其他治疗选择吗？如果没有的话，选择不治疗或者姑息治疗会怎么样？

那么，患者又该如何获取和临床试验有关的信息呢？

首先，患者可以从自己的主治医师或者其他病友处获取临床试验的相关信息，也可以查看网络上或医院里正规的临床试验招募广告。

其次，患者可以通过国家药监局药品审评中心的数据库[1]查询国内正在进行的临床试验，或者通过美国政府的临床试验网站[2]查

---

[1] 国家药监局药品审评中心数据库网址：http://www.chinadrugtrials.org.cn

[2] 相关网址：https://clinicaltrials.gov

询其他国家的临床试验信息。美国临床试验网站以在美国进行的临床试验为主，但也有在中国进行的临床试验信息。同时，中国病人也可以参加在其他国家进行的临床试验，但需承担更高的交通和生活费用。

我们以国家药监局药品审评中心的数据库为例，看看能获取哪些和临床试验有关的信息。我们知道，国产 PD-1 单抗药物特瑞普利单抗在我国目前（2019 年）仅被批准用于黑色素瘤的治疗，但其类似药物在美国已经被批准用于治疗很多种其他的癌症，比如肺癌。应该说，类似 PD-1 单抗这样已经在其他国家被证实过有效性的药物，临床试验是相对较安全的，所以，我们可以看看我国是不是有正在进行或将要进行的相关临床试验。

以特瑞普利单抗为例，通过搜索我们可以发现，国家药监局药品审评中心的数据库里和肺癌相关的临床试验有 5 个，其中 3 个正在招募病人，2 个还没开始招募。假设我们关注的是晚期非小细胞肺癌，那么可能下图中的最后一项临床试验（CTR20190147）对我们最有用。

				查询词：特瑞普利单抗；	

按登记号升序排序　**按登记号降序排序**　按试验状态升序排序　按试验状态降序排序

序号	登记号	试验状态	药物名称	适应症	试验通俗题目
1	CTR20200445	进行中　尚未招募	TJ004309注射液	晚期实体瘤	TJ004309单药及与特瑞普利单抗联合治疗晚期实体瘤的I/II期临床研究
2	CTR20200192	进行中　尚未招募	重组人源化抗PD-1单克隆抗体注射液	晚期肝细胞癌	JS001联合贝伐珠单抗对比索拉非尼治疗晚期一线肝癌的III期研究
3	CTR20200190	进行中　招募中	重组人源化抗PD-1单克隆抗体注射液	晚期肝细胞癌	JS001联合贝伐珠单抗治疗晚期肝癌的II期研究
4	CTR20200139	进行中　招募中	注射用APG-1387	晚期实体瘤	APG-1387联合特瑞普利单抗治疗晚期实体瘤患者的Ib/II期临床研究
5	CTR20190147	进行中　招募中	重组人源化抗PD-1单克隆抗体注射液	晚期非小细胞肺癌	特瑞普利单抗联合化疗治疗晚期非小细胞肺癌有效性、安全性

　　在每项临床试验的详细信息页里，我们可以看到更多与之相关的信息，包括试验目的、试验设计、病人的入选标准和排除标准、试验分组、试验终点指标、研究人员的联系方式以及参与临床试验的机构目录和负责人名单，等等。

　　比如从登记号为 CTR20190147 的试验中我们首先可以看到，这是一个Ⅲ期双盲随机对照试验，主要的终点指标是无进展生存期等。其次，和大多数临床试验一样，CTR20190147 对能参加这个临床试验的病人有很多筛选标准，比如，不接受已经采取过系统性抗肿瘤治疗的病人，因为这样就没法知道是新疗法还是老疗法在起作用。此外，我们还可以看到 CTR20190147 一共希望招募 450 个病人，其中实验组会采取特瑞普利单抗加上化疗的方案，而对照组则会采取安慰剂加上化疗的方案。最后，我们还可以看到 CTR20190147 的负

1、试验目的

评价特瑞普利单抗对比安慰剂联合标准化疗一线治疗晚期非小细胞肺癌的无进展生存期（PFS）。 次要目的 评价特瑞普利单抗对比安慰剂联合标准化疗一线治疗晚期非小细胞肺癌的总生存期（OS）、客观缓解率（ORR）、缓解持续时间（DOR）、疾病控制率（DCR）以及至疾病缓解时间（TTR）等。

2、试验设计（单选）

试验分类：	安全性和有效性
试验分期：	III期
设计类型：	交叉设计
随机化：	随机化
盲法：	双盲
试验范围：	国内试验

目标入组人数	国内试验:450人；
实际入组人数	登记人暂未填写该信息

4、试验分组

试验药	序号	名称	用法
	1	特瑞普利单抗注射液	固定剂量240mg静脉点滴给药，每3周一次，每个疗程的第一天给药。在JS001滴注结束后1小时，各项生命体征严密监测结束后，再开始化疗治疗。

对照药	序号	名称	用法
	1	特瑞普利单抗注射液安慰剂	固定剂量240mg静脉点滴给药，每3周一次，每个疗程的第一天给药。在JS001滴注结束后1小时，各项生命体征严密监测结束后，再开始化疗治疗。

1、主要研究者信息

姓名	王██ 医学博士	职称	主任医师
电话	010-███████	Email	████@163.com
邮政地址	████████████████	邮编	100021
单位名称	中国医学科学院肿瘤医院		

2、各参加机构信息

序号	机构名称	主要研究者	国家	省（州）	城市
1	中国医学科学院肿瘤医院	王██	中国	北京	北京
2	北京肿瘤医院	王██	中国	北京	北京

责人是中国医学科学院肿瘤医院的王医生（具体联系方式已模糊化处理，但实际数据库里有具体信息），以及参与试验的全国 67 家医院以及相关负责人的名字（已模糊化处理）。

如果病人准备参与临床试验，请留意以下两点：

① 事先要与主治医生以及试验的组织者进行充分交流。正规的临床试验会有人详细介绍所有的风险以及药物的原理，并提供知情同意书。

② 大多数临床试验不收取实验药物的费用（通常十分昂贵），但医生问诊、住院及各种检查的费用还需患者自理。

癌症治疗不良反应管理

现代癌症治疗很大的一个问题是副作用很明显，通常让患者在治疗的过程中十分不舒适。大部分抗癌药的临床试验、说明书里的副作用都是按照美国国家癌症研究所的不良事件通用术语标准（CTCAE）来记录的。最新版（第五版）的 CTCAE 里共记载了 800 多种可能的副作用，在这本书中描述每一种不良反应的管理方法是不现实的。更何况，很多副作用要么会在停止治疗后自行消退，要么严重到需要医生才能解决，实难一一解释。因此，我们这里主要讲讲常见的又可以自己改善的不良反应。

首先，我们在接受治疗前就应该向医生询问清楚可能有哪些不良反应，一旦出现了不良反应该怎么办，以及出现哪些反应需要及时报告医生等。

另外，药品说明书里一般也会有非常详细的副作用描述，我们特别需要关注的是不良反应的发生频率和严重程度。

按照发生频率，一般说明书会把不良反应分为十分常见／很常见（≥10%）、常见（1%～10%）、不常见／偶见（0.1%～1%）、罕见（0.01%～0.1%）、十分罕见／非常罕见（<0.01%）等。而严重程度按照CTCAE的标准可以分为5级：1级为温和的不良反应（mild），不太需要处理；2级为中等的不良反应（moderate），需要一些非入侵性的简单处理；3级为严重但不致命的不良反应（severe），一般需要住院处理；4级为危及生命的不良反应（life-threatening），需要马上紧急处理；5级为造成死亡的不良反应。

以发热为例，1级为38～39℃，2级为39～40℃，3级为40℃以上但发热时间不到24小时，4级为40℃以上并且发热时间超过24小时。一般来说，出现3级及以上的不良反应就应该及时就医。

我们以下谈论的措施主要是针对症状较轻时的不良反应，任何不良反应严重到一定地步时都应该及时就医。

贫血

化疗、放疗、白血病等都可能造成贫血。贫血可能会让人感到晕晕的，以及容易疲惫。通常的应对措施有：多摄入富含蛋白质和铁的食物，同时多休息。休息的方式可以采取一天多次小憩的形式。此外，每天少量运动（如散散步）对缓解贫血也有帮助。

食欲差

很多癌症治疗会引发口腔或咽喉问题，或者导致恶心、呕吐，这些都会影响到人的味觉，造成食欲下降。很多患者在癌症治疗的过程中，身体消耗了大量能量来补充被伤害的正常组织，因此，吃不下东西，不能及时补充营养成了比较严重的问题。有这种情况的患者，个人首先要做的是补液[1]以防身体失水；其次可以尝试相对容易下咽的流食，比如粥、奶昔等；此外，少食多餐也是不错的办法。家属还可以多准备一些病人爱吃的零食随身携带，确保病人饿的时候有东西吃；最后，适当运动也可以起到增强食欲的效果。

出血和瘀青

化疗、靶向疗法等癌症疗法都可能会造成患者血液中的血小板减少。我们知道，血小板主要功能是凝血，所以血小板变少后就容易出现不明原因的出血和瘀青。如果出现较严重的副作用，应该立即就医，比如血流几分钟都止不住、嘴巴或鼻子流血、呕吐的时候

---

[1] 补液：医学名词，指液体（如葡萄糖水、生理盐水、电解质溶液、胶体液、血液、酸性或碱性液体等）通过输液器具或口服进入人体内环境的治疗方法。

有血、女性非经期阴道出血或经期内大量出血、血尿、血便、剧烈头疼、视力改变或者出现幻觉等。

如果症状较轻，需要注意的是：第一，避免服用阿司匹林、布洛芬等非处方药，因为服用这些药可能会让出血和瘀青问题更严重；第二，避免饮酒；第三，避免生活中容易造成出血的情况，比如使用硬毛牙刷、手动剃须刀，嘴唇、皮肤干裂等；第四，如若不小心出血，可以尝试用无菌布按压止血，瘀青则可以尝试冰敷。

便秘

便秘这种生活中常见的现象，想必不需要解释。造成癌症患者便秘的原因有很多，包括化疗、服用止痛药、饮食变化、缺水、运动过少等。有很多方法可以预防或者治疗便秘，包括：多吃富含纤维素的食物（注意，进行过肠道手术或者有肠梗阻的患者应该少吃富含纤维素的食物）；多喝热水，尽量每天喝至少 8 杯水（约 2 升）；适量运动等。如若便秘严重，可向医生咨询哪些治疗便秘的药物癌症患者可以使用。

腹泻

有些癌症疗法以及癌症本身都可能会导致腹泻。长期腹泻可能导致身体缺水、缺钠、缺钾等，严重的可能危及生命。如果出现头晕、尿液呈深黄色到橙色，甚至长时间无尿、38℃以上高热等症状，则需及时就医。

患者可以采取以下几个措施来防止腹泻引起的并发症。首先，每天补充大量的液体。大多数人每天需要喝至少 8 杯水，而对于严重的腹泻，可能需要通过静脉注射补液。其次，可以采取少食多餐的进食方式，比如每天吃 6 ~ 8 顿小量的食物。另外，还要多吃一些钾和钠含量高的食物来补充腹泻时会丢失的矿物质，同时少吃一点可能会使腹泻恶化的食物，如牛奶等。有些人可能会觉得不吃不喝就没东西可拉了，但实际上，不吃不喝不仅不能缓解腹泻，还可能引发其他问题。再次，可向医生咨询哪些治疗腹泻的药物可以使用。最后，可以采取坐浴、温水擦拭等方法保持肛门区域的清洁和干燥。

水肿

水肿又称浮肿，是指血管外的组织间隙中有过多的体液积聚。临床表现可以是脚、脚踝和腿肿胀；手和手臂肿胀；脸部或腹部肿胀；按压后皮肤发亮或略微凹陷等。当出现诸如呼吸急促、心律不齐、身体部位突然肿胀、肿胀范围扩大、体重迅速增加、尿量减少等症状，需要及时就医。

预防或减小水肿影响的方法有：穿宽松的衣物以保证血液循环；适当进行少量运动以改善血液循环，尤其是可以不时移动肿胀的部位，但也要注意不要一次性大量运动；少吃含钠高的食物，比如做菜的时候少放盐和酱油；向医生咨询哪些治疗水肿的药物可以使用，如利尿剂等。

淋巴水肿

淋巴水肿是指身体的淋巴循环系统出了问题导致的淋巴液积聚。针对淋巴结的手术和放疗都有可能导致淋巴水肿，有些阻塞淋巴管的癌症也可能导致淋巴水肿。淋巴水肿一般影响四肢，但也可能影响身体其他部位（如头颈处），患者也可能在接受手术和放疗的部位观察到淋巴水肿的症状。

淋巴水肿通常进展较缓慢，甚至可能在癌症治疗多年后才出现，且没有特效药，一般通过物理治疗干预，且越早治疗越好。患者在发现有淋巴水肿的迹象后需要及时告知医生。

通常可以采取的治疗和干预措施包括皮肤护理、手法淋巴引流、加压包扎和穿防护服、锻炼等。其中，皮肤护理包括保湿、防晒、戴手套防止划伤、保持脚的清洁和干燥等；手法淋巴引流则是一种通过轻柔、定向拉伸皮肤的方式刺激淋巴管收缩的按摩技术；此外，长期穿戴加压服可以保持治疗效果，防止淋巴水肿复发；适当的运动可以促进体液循环，减轻淋巴水肿的症状。

流感类症状

化疗、靶向疗法、免疫疗法等都可能导致患者出现类似流感的症状，比如发热、发冷、乏力、头疼、肌肉关节酸痛等。其中化疗引发的类似流感的症状，可能在治疗几小时后就会出现，并持续2～3天。免疫疗法可能引发细胞因子释放综合征（CRS），而CRS也会导致很多类似流感的症状。

一般来说，出现类似流感的症状应该及时通知医生，尤其是接受免疫疗法治疗的患者，可能需要对CRS进行特别管理。患者在家能做的主要是多喝水、多休息，由于长期卧床不动可能会感到更疲惫，所以也要适当活动。若有发热症状，可采用物理降温的办法，或者在医生的指导下服用一些非处方药。

感染和中性粒细胞减少

不少癌症治疗可能会导致患者的免疫力下降（验血结果提示中性粒细胞减少），从而使患者更容易受到病原体的感染。此外，压力大、营养不良和睡眠不足等也会削弱免疫系统，让人更容易感染。

感染会引发很多症状，诸如发热、发冷、咳嗽、喉咙痛、腹泻，等等。严重的感染可能是致命的，因此，出现感染症状需及时就医。除此之外，患者最好不要擅自服用退热药（如阿司匹林、布洛芬、对乙酰氨基酚等），因为这些药物可能会掩盖感染的一些症状，进而耽误治疗时机。为了避免感染，癌症患者需要保持良好的个人卫生，如勤洗手、刷牙，同时还应该避免去到人群密集的地方或者与感冒患者接触。最后，一定要注意食品安全。

口腔和喉咙问题

癌症治疗也可能会造成口腔和喉咙的问题，比如头部和颈部的放疗可能会破坏唾液腺和口腔组织，让咀嚼和吞咽都变得困难，而一些化疗和免疫疗法也可能会破坏口腔、喉咙和嘴唇的细胞。

常见的问题包括味觉改变、口干、口腔感染、口腔溃疡、口腔黏膜炎、口腔冷热敏感、吞咽困难、蛀牙等。这些问题可能会影响到患者进食，从而导致脱水或营养不良。如果出现了难以忍受的疼痛、进食困难、38℃以上发热等问题，请及时就医。

为了尽量避免出现口腔问题，患者最好在开始癌症治疗之前先看看牙医，治好已有的一些口腔问题。此外，患者还应该每天检查口腔是否有溃疡等异常，并及时清洁口腔。因为有些治疗可能同时需要处理止血问题，所以清洁时最好使用温水漱口和软毛牙刷，关于牙线的使用应该咨询医生。患者也可以使用特制的漱口水来保持口腔卫生。

当患者已经出现口腔或喉咙疼痛的症状，可以尝试选择容易吞咽的食物或者流食，并且避免烟酒和刺激性的食物。如若疼痛难忍，也可以向医生咨询是否可用止痛药。出现了口干症状的患者，则需要经常饮水以保持口腔湿润，并且也可以考虑使用人工唾液。此外，有些经历过化疗和放疗的患者还会出现味觉改变的问题，最好的办法是，让患者尝试不同的食物来重新找到爱吃的东西。

恶心和呕吐

恶心和呕吐也是很常见的不良反应。患者应对恶心和呕吐的方法有很多种，包括多喝水（可以防止出现身体脱水）、避免食用那些让自己感到不舒服的食物、服用止吐药等。止吐药有很多种，有时候可能需要多试几种才能找到合适的。

另外，有些人会觉得治疗前吃一点点食物能减轻之后的恶心感；也有人觉得治疗完后等至少一个小时再吃东西能减轻恶心感；还有人会选择一些转移注意力的方式，比如听音乐、看剧、看书等来缓解想吐的感觉，不妨一试。

生育和性功能问题

很多癌症疗法或多或少会影响到病人的性功能，有些影响是短期的，而有些影响可能是长期的。一些情况下，癌症治疗可能会让人丧失生育能力。生育和性功能问题一般也是患者不太愿意和主治医师讨论的问题，但最好的方法还是向医生咨询可能会有哪些影响，以及有何应对方法。

首先，具体的影响和性别、年龄、肿瘤类型、治疗方案等都有关，所以最好在开始治疗前，从主治医生那里提前了解可能会出现的问题。男性可能出现的性功能问题包括性欲减退、勃起障碍、射精障碍以及生育障碍等；女性可能会出现的性功能问题包括卵巢功能不足、阴道问题（干燥、狭窄、萎缩、瘙痒等）、生育障碍等。其中的大部分问题在治疗完成后就会消失，但有些改变可能是不可逆的，比如睾丸和卵巢摘除，可能会造成永久性的影响。如果患者接受的治疗方式是放疗，可以考虑使用保护罩来避免生殖系统受到大的损伤。如果想保持生育能力，在治疗前冷冻精子和卵细胞，也是可以考虑的选项之一。

癌症饮食

除了癌症治疗的不良反应，很多人关心的另一类问题是，得了癌症需不需要特殊的饮食？有没有忌口？

针对这些疑惑，我们首先需要明确的是，没有任何饮食能达到治疗癌症的目的。比如有些人觉得吃得很少，或者只吃素不吃肉就能"饿死"癌细胞，又或者癌症患者要吃得清淡，不能吃辣，以防止癌症恶化。实际上，这些观点都是没有科学依据的。总体来说，癌症患者保持均衡健康的饮食最重要，而具体的饮食结构需要按照癌症种类、治疗方式等来做相应的调整。

一般在治疗前，患者只需维持平时的健康饮食习惯就好。由于这个时候我们并不知道在治疗后会出现什么状况，因此，保持健康饮食和正常体重，对后续的治疗帮助最大。此外，患者在治疗前最好也拜访一次牙医，防止在治疗后因为口腔问题影响吃饭。

而在治疗开始后，每个人每天对饮食的需求可能都会不一样。有时候会特别饿，但有时候又会不太想吃东西。无论如何，由于很多癌症疗法都对正常组织造成了很大的伤害，患者的身体需要大量的能量，尤其是大量的蛋白质（肉、蛋、奶等）来恢复状态。因此，应该趁着胃口好的时候尽量地多吃。如果在早上的时候胃口最好，也完全可以把正餐的时间移到早上，而把豆浆、稀饭之类的早餐食物放到胃口不太好的时间食用。

此外，补充大量液体也是非常重要的，尤其是在胃口不佳的时候。一个成年人一天需要摄入 8 ~ 12 杯液体（2 升左右）。除了水以外，也可以考虑煲汤、鲜榨果汁等选项。

最后要提醒大家，如果真的偶尔吃不下饭，这也很正常，不必对此感到特别大的压力，平添心理负担。但如果连续 2 天以上都吃不下饭，这个时候就应该及时寻求医生的帮助了。

我在这里还要特别强调一点，在接受癌症治疗后，很多癌症患者的免疫系统不如健康人群，因此需要特别注意食品安全的问题。在加工食物的时候，要保证食材都熟透了；剩饭剩菜要及时放进冰箱保存，且最好不要吃放置多天的剩饭剩菜；水果可以通过去皮、擦洗、浸泡的方式来清洗干净。另外，这段时期尽量不要吃寿司、生鱼片等食物，并且在外就餐的时候，也要特别注意选择干净卫生的餐厅。

癌症治疗带来的一些副作用也会影响到我们的胃口和消化，比如出现食欲降低、便秘、腹泻、恶心、呕吐、口腔问题等情况。这些问题我们在前一节中讨论过，这里不再赘述。

常用肿瘤标记物：试着看懂检查报告

我们经常在各种检查报告中见到诸如前列腺特异性抗原（PSA）、癌胚抗原（CEA）等奇奇怪怪的名词。你可能会好奇，这些拗口的名词到底是什么意思呢？我们为什么需要对它们进行检测？

其实，这些奇怪的名称可以被统称为"肿瘤标记物"。肿瘤标记物可以指代所有和癌症相关的分子。这些分子既可以是存在于癌细胞内、由细胞生成的，也可以是身体其他部位为了应对癌细胞的生长而产生的。

传统的肿瘤标记物大都是蛋白质分子，这些蛋白质分子一般同时存在于正常细胞和癌细胞内，但通常癌细胞内的含量更高。随着精准医学的发展，现在越来越多的肿瘤标记物变成了核酸（DNA 或 RNA）分子（详见"精准医学"一章）。

在这节里，我们依据美国国家癌症研究所[1]和检验医学在线[2]

---

[1]美国国家癌症研究所网站：www.cancer.gov

[2]检验医学在线（Lab Tests Online）中文版网站：https://labtestsonline.org.cn，由中华医学会检验医学分会与美国临床化学协会联合推出。

的相关信息，对常见的肿瘤标记物做了一个总结。这里我们主要关注的是每种标记物的适用癌症种类、检测需要的样本类型以及作用。对癌症种类而言，目前不存在适用于所有癌症的标记物，一种标记物一般只适用于一种或几种癌症。而对检测需要的样本而言，大多数检测依赖于血液、肿瘤组织、尿液等生物样本。

肿瘤标记物有哪些作用？

肿瘤标记物主要可以用于癌症的诊断、分期、预后评估、治疗效果评估、疾病状态监测以及用药指导等。

◆ 诊断

对诊断环节而言，肿瘤标记物多是起辅助作用，还需要配合活检、医学影像等证据才能确诊癌症。这背后的原因主要是除了癌症，其他身体问题也可能会导致肿瘤标记物的水平升高，同时，不是所有癌症病人都会有相关标记物的变化。也正因为这些原因，大部分肿瘤标记物并不适合用于一般风险人群中的癌症早期筛查。也就是说，大部分人在体检中检查肿瘤标记物没有明确的意义（详见"癌症的预防和早期筛查"一章）。

◆ 分期

肿瘤标记物用于分期，多是在癌症已经确诊之后，医生可以通过检测相关标记物的水平来判断癌症进展到了什么程度、是否出现了癌症转移等。

◆ **评估效果**

肿瘤标记物也能用于评估预后，比如病人的某种标记物水平很低，可能就意味着这个病人的肿瘤恶性化程度比较低、接受治疗后的最终生存结果也会比较好等。

就治疗效果评估而言，医生可以通过周期性地检测治疗过程中相关肿瘤标记物的水平，来判断治疗是不是起效果了。比如，如果相关标记物的水平降低了，可能就意味着治疗起作用了；相反，如果相关标记物的水平没有变化，甚至升高了，可能就意味着治疗无效，需要考虑增加剂量或者调整治疗方案了。

◆ **追踪状态**

与评估治疗效果类似，肿瘤标记物也可以用于追踪癌症的状态。比如说，如果某位病人的相关标记物在治疗后出现了下降，说明治疗起了效果，但过了一段时间后，又出现了上升，那么这可能意味着癌症出现了复发。

◆ **指导用药**

就指导用药而言，我们在前面的章节里已经列举过非常多的例子。比如说，携带 EGFR 基因突变的非小细胞肺癌患者可以使用 EGFR 抑制剂，雌激素受体阳性（ER+）的乳腺癌患者可以接受激素疗法，PD-L1 过表达或者高微卫星不稳定性（MSI-High）的患者可以接受免疫检验点抑制剂治疗等。

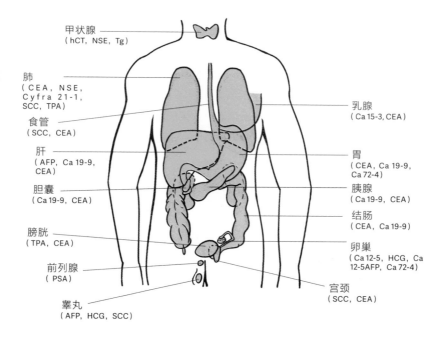

甲状腺
（hCT, NSE, Tg）

肺
（CEA, NSE, Cyfra 21-1, SCC, TPA）

食管
（SCC, CEA）

肝
（AFP, Ca 19-9, CEA）

胆囊
（Ca 19-9, CEA）

膀胱
（TPA, CEA）

前列腺
（PSA）

睾丸
（AFP, HCG, SCC）

乳腺
（Ca 15-3, CEA）

胃
（CEA, Ca 19-9, Ca 72-4）

胰腺
（Ca 19-9, CEA）

结肠
（CEA, Ca 19-9）

卵巢
（Ca 12-5, HCG, Ca 12-5AFP, Ca 72-4）

宫颈
（SCC, CEA）

身体各器官常用肿瘤标记物

常用肿瘤标记物清单

ALK 基因重排和过表达

癌症种类：非小细胞肺癌和间变性大细胞淋巴瘤（ALCL）

样本种类：肿瘤组织

作用：用于指导用药（ALK 抑制剂）和判断预后

甲胎蛋白（AFP）

癌症种类：肝癌和生殖细胞瘤（GCT）

样本种类：血液

作用：用于肝癌的诊断和治疗效果的追踪；用于生殖细胞瘤的分期、预后，和评估治疗效果

B 细胞免疫球蛋白基因重排（B 细胞基因重排、B 细胞基因克隆性分子遗传学检测、BCGR）

癌症种类：B 细胞淋巴瘤

样本种类：血液、骨髓或肿瘤组织

作用：用于辅助诊断、评估治疗效果和监测疾病状态

β2 微球蛋白（B2M）

癌症种类：多发性骨髓瘤（MM）、慢性淋巴细胞白血病（CLL）和部分淋巴瘤

样本种类：血液、尿液或脑髓液

作用：用于辅助诊断和评估治疗效果

人绒毛膜促性腺激素（β-hCG）

癌症种类：绒毛膜癌、生殖细胞瘤

样本种类：尿液或血液

作用：用于分期、评估预后和治疗效果

膀胱肿瘤抗原（BTA）

癌症种类：膀胱癌、输尿管癌

样本种类：尿液

作用：用于辅助诊断和监测复发情况

BRCA1 和 BRCA2 基因突变

癌症种类：乳腺癌、卵巢癌

样本种类：血液或肿瘤组织

作用：用于指导用药（PARP 抑制剂）

BCR-ABL 融合基因（费城染色体）

癌症种类：慢性髓细胞性白血病（CML）、急性淋巴细胞白血病（ALL）、急性髓细胞性白血病（AML）

样本种类：血液或骨髓

作用：用于诊断、指导用药（格列卫）、监测疾病状态

BRAF 基因 V600 突变

癌症种类： 黑色素瘤、结直肠癌、非小细胞肺癌

样本种类： 肿瘤组织

作用： 用于指导用药（BRAF 抑制剂配合其他药物，如 EGFR 抑制剂、MEK 抑制剂等）

KIT 基因（CD117）

癌症种类： 胃肠道间质肿瘤（GIST）、黑色素瘤、急性髓细胞性白血病（AML）

样本种类： 血液、骨髓或肿瘤组织

作用： 用于辅助诊断、指导用药

CA15-3 和 CA27.29

癌症种类： 乳腺癌

样本种类： 血液

作用： 用于评估治疗效果和监测疾病状态

CA19-9

癌症种类： 胰腺癌、胆囊癌、胆管癌、胃癌

样本种类： 血液

作用： 用于评估治疗效果

CA-125

癌症种类：卵巢癌

样本种类：血液

作用：用于辅助诊断、评估治疗效果、监测疾病状态

降钙素（Calcitonin）

癌症种类：甲状腺髓样癌（MTC）

样本种类：血液

作用：用于辅助诊断、评估治疗效果、监测疾病状态

癌胚抗原（CEA）

癌症种类：结直肠癌等多种癌症

样本种类：血液

作用：用于评估治疗效果、监测疾病状态

CD20

癌症种类：非霍奇金淋巴瘤

样本种类：血液

作用：用于指导用药（抗 CD20 单克隆抗体药物）

CD22

癌症种类：B 细胞白血病、淋巴瘤

样本种类：血液、骨髓

作用：用于辅助诊断

CD25

癌症种类：毛细胞白血病、T 细胞非霍奇金淋巴瘤

样本种类：血液

作用：用于辅助诊断

CD30

癌症种类：蕈样真菌病和外周 T 细胞淋巴瘤

样本种类：肿瘤组织

作用：用于指导用药（本妥昔单抗 /Brentuximab）

CD33

癌症种类：急性髓细胞性白血病（AML）

样本种类：血液

作用：用于指导用药（奥吉妥单抗 /Gemtuzumab）

嗜铬粒蛋白 A（CgA）

癌症种类：神经内分泌肿瘤

样本种类：血液

作用： 用于辅助诊断、评估治疗效果、监测疾病状态

17 号染色体短臂缺失 [Chromosome 17p deletion，del(17p)]

癌症种类： 慢性淋巴细胞白血病（CLL）

样本种类： 血液

作用： 用于指导用药 [有 del(17p) 的患者使用化疗效果不佳]

细胞角蛋白片段 21-1（Cyfra21-1）

癌症种类： 肺癌

样本种类： 血液

作用： 用于监测疾病状态

脱 -γ- 羧基凝血酶原（DCP、PIVKA - Ⅱ、异常凝血酶原）

癌症种类： 肝癌

样本种类： 血液

作用： 用于评估治疗效果、监测疾病状态

DPD 基因突变

癌症种类： 乳腺癌、结直肠癌、胃癌、胰腺癌

样本种类： 血液

作用： 用于指导用药（DPD 不足会导致使用 5- 氟尿嘧啶进行化疗的毒性增加）

EGFR 基因突变

癌症种类： 非小细胞肺癌

样本种类： 肿瘤组织

作用： 用于指导用药（EGFR 抑制剂）和评估预后

雌激素受体（ER）和黄体酮受体（PR）

癌症种类： 乳腺癌

样本种类： 肿瘤组织

作用： 用于指导用药（激素疗法）

FGFR2 和 *FGFR3* 基因突变

癌症种类： 膀胱癌

样本种类： 肿瘤组织

作用： 用于指导用药（厄达替尼 /Erdafitinib）

纤维蛋白降解产物

癌症种类： 膀胱癌

样本种类： 尿液

作用： 用于评估治疗效果、监测疾病状态

FLT3 基因突变

癌症种类： 急性髓细胞性白血病（AML）

样本种类： 血液

作用：用于指导用药（FLT3 抑制剂）

胃泌素

癌症种类： 胃泌素肿瘤（胃泌素瘤，gastrinoma）

样本种类： 血液

作用： 用于辅助诊断、评估治疗效果、监测疾病状态

人附睾蛋白 4（HE4）

癌症种类： 卵巢癌

样本种类： 血液

作用： 用于评估治疗效果、监测疾病状态

表皮生长因子受体 HER2/neu/ERBB2 基因扩增或蛋白过表达

癌症种类： 乳腺癌、卵巢癌、膀胱癌、胰腺癌、胃癌

样本种类： 肿瘤组织

作用： 用于指导用药（赫赛汀）

5- 羟吲哚乙酸（5-HIAA）

癌症种类： 类癌肿瘤（Carcinoid tumor）

样本种类： 尿液

作用： 用于辅助诊断、监测疾病状态

IDH1 和 *IDH2* 基因突变

癌症种类：急性髓细胞性白血病（AML）

样本种类：血液、骨髓

作用：用于指导用药（*IDH1* 突变：Ivosidenib；*IDH2* 突变：恩西地替尼/Enasidenib）

JAK2 基因突变

癌症种类：骨髓增生性疾病

样本种类：血液、骨髓

作用：用于辅助诊断

KRAS 基因突变

癌症种类：结直肠癌和非小细胞肺癌

样本种类：肿瘤组织

作用：用于指导用药（携带 KRAS 突变的肿瘤对 EGFR 抑制剂反应差）

乳酸脱氢酶（LDH）

癌症种类：生殖细胞瘤、淋巴瘤、白血病、黑色素瘤、神经母细胞瘤

样本种类：血液

作用：用于分级、评估预后和治疗效果

微卫星不稳定性（MSI）和 DNA 错配修复缺陷（dMMR）

癌症种类： 结直肠癌和其他实体肿瘤

样本种类： 肿瘤组织

作用： 用于指导用药（免疫检验点抑制剂）

神经元特异性烯醇化酶（NSE）

癌症种类： 非小细胞肺癌、神经母细胞瘤

样本种类： 血液

作用： 用于辅助诊断、评估治疗效果

核基质蛋白 22（NMP22）

癌症种类： 膀胱癌

样本种类： 尿液

作用： 用于评估治疗效果

前列腺癌抗原 3 信使 RNA（PCA3 mRNA）

癌症种类： 前列腺癌

样本种类： 尿液

作用： 用于决定是否需要再次进行前列腺活检

PML/RARα 融合基因 [PML-RARA t(15;17)(q22;q12)]

癌症种类：急性早幼粒细胞白血病（APL）

样本种类：血液、骨髓

作用：用于诊断、指导用药（全反式维 A 酸 /ATRA、三氧化二砷 / 砒霜）、评估治疗效果、监测疾病状态

前列腺酸性磷酸酶（PAP）

癌症种类：转移前列腺癌

样本种类：血液

作用：用于辅助诊断低分化癌

细胞程序性死亡－配体 1（PD-L1）

癌症种类：非小细胞肺癌、肝癌、胃癌、食管胃交界腺癌、经典霍奇金淋巴瘤以及其他恶性淋巴瘤等

样本种类：肿瘤组织

作用：用于指导用药（免疫检验点抑制剂）

前列腺特异性抗原（PSA）

癌症种类：前列腺癌

样本种类：血液

作用：用于辅助诊断、评估治疗效果、监控疾病状态

ROS1 基因重排

癌症种类：非小细胞肺癌

样本种类：肿瘤组织

作用：用于指导用药（克唑替尼 /Crizotinib ）

可溶性间皮素相关肽（SMRP）

癌症种类：间皮瘤

样本种类：血液

作用：用于监控疾病状态

生长抑素受体

癌症种类：胃肠胰神经内分泌肿瘤（GEP-NET）

样本种类：肿瘤（影像学诊断）

作用：用于指导用药（生长抑素类似物）

T 细胞受体基因重排（TCR 基因重排）

癌症种类：T 细胞淋巴瘤

样本种类：骨髓、组织、体液、血液

作用：用于辅助诊断

硫嘌呤甲基转移酶（TPMT）酶活性测试或基因检测

癌症种类： 急性淋巴细胞白血病（ALL）

样本种类： 血液

作用： 用于预测治疗后的不良反应（缺乏 TPMT 在使用硫嘌呤类药物后会产生严重骨髓抑制）

甲状腺球蛋白（Thyroglobulin，Tg）

癌症种类： 甲状腺癌

样本种类： 血液

作用： 用于评估治疗效果、监测疾病状态

UGT1A1*28 遗传变异纯合性

癌症种类： 结直肠癌

样本种类： 血液

作用： 用于预测治疗后的不良反应（UGT1A1*28 纯合病人在使用伊立替康治疗后副作用更强）

尿液儿茶酚胺：香草扁桃酸（VMA）和香草酸（HVA）

癌症种类： 神经母细胞瘤

样本种类： 尿液

作用： 用于辅助诊断

尿激酶型纤溶酶原激活物（uPA）和纤溶酶原激活物抑制剂 -1（PAI-1）

癌症种类： 乳腺癌

样本种类： 肿瘤组织

作用： 用于评估预后和指导治疗

药物的命名

一般来讲，一种药物的名称有化学名、研究名、通用名以及商品名之分。

- **化学名与研究名：** 根据 IUPAC 的命名规则[1]确定，就是药物的化学式。但这个化学名一般"又臭又长"，所以为了研究便利，科学家们会给药物起一个研发代号，

---

[1] IUPAC命名规则是系统命名有机化合物的方法。该命名法是由国际纯粹与应用化学联合会（IUPAC）规定的。最理想的情况是，每一种有清楚的结构式的有机化合物都可以用一个确定的名称来描述它。

即我们所说的"研究名",通常在研究论文中会见到这个名字。

- **通用名**：也叫官方名称，一般已经上市的药物才会有通用名。其中，英文通用名主要采用的是世界卫生组织（WHO）编写的国际非专利药品名称（INN），而中文通用名则采用国家药典委员会（原卫生部药典委员会）依据 INN 编写的中国药品通用名称（CADN）。

- **商品名**：由制药企业选定，并在国家商标或专利局注册，受行政和法律保护的药品名称。商品名通常针对药物的最终产品（剂量和剂型已确定）。商品名中不能暗示药物的疗效和用途，且应简易顺口。

化学名、研究名和通用名都是唯一的。而商品名是制药公司取的名字，不同公司对同种药物会起不同的名字，但只要成分一致，理论上药物的效果也是一样的。

举个例子，伊马替尼的相关名称可见下表（或许大家更熟悉的名字是"格列卫"）。前几年新闻曝光，有人因代购印度仿制的格列卫被抓起来了，新闻中说的"印度版格列卫"就是指印度 NATCO 公司生产的 Veenat。由于格列卫的专利早已到期，我国目前也已经有自己合法的格列卫仿制药了，比如江苏正大天晴集团生产的"格尼可"就是国产版格列卫之一。

命名方式	举例
化学名（系统名）	4-[(4-甲基-1-哌嗪基）甲基]-N-[4-甲基-3-[4-(3-吡啶基)-2-嘧啶基]氨基]苯基]苯甲酰胺
研究名	STI-571
通用名	伊马替尼（Imatinib）
商品名	格列卫（瑞士诺华公司生产） Veenat（印度 NATCO 公司生产） 格尼可（中国正大天晴药业集团生产）

标签外用药和使用未上市药物

在我国，标签外用药（off-label drug use）也叫超适应证用药或超说明书用药，指不按照说明书里的规定使用合法上市的药物，比如把药品用于说明书暂未明确规定的病症，或者不按说明书的剂量要求给药。未上市药物则是说，有些药物可能在其他国家和地区上市了，但暂时未在我国上市。一般而言，超适应证用药和使用未上市药物在我国可能存在一定的法律风险。

未上市药物

我们先来谈谈法律风险较大的未上市药物的使用。在我国，未上市的药物可能会被认定为"假药"。比如2019年轰动全国的"山东聊城假药案"中，医生因为给病人推荐了尚未在我国上市的抗癌药"卡博替尼"，被认定为开"假药"而受到了免职、暂停行医资格一年等处分。（2019年3月24日，山东警方通报，对涉事医生做出终止侦查的决定，即认定医生所为不构成犯罪。）

除了推荐未上市药物的医生要面临诸多风险外，代购、销售这些药物也是违法的。患者就算知道某种国内未上市的药物可能有效果，也很难通过正规的途径购买到，而不正规的途径又有购买到真正的假冒伪劣产品的可能。

针对这些问题，患者能做些什么？

有条件的患者可以选择海外就医，比如去美国就医来合法获取已在美国上市但中国暂未上市的药物。其次，患者也可以考虑通过海外的亲戚朋友帮忙，通过正规渠道在国外购买。

没有条件的患者，可以了解一下是不是有相关药物的临床试验正在我国进行。实在没有办法的情况下，再去寻找其他可能的途径获取药物，比如病友互助，等等。

最后，如果医生不愿意提供未上市药物的信息，也请大家予以理解，可以通过互联网或者其他病友获取相关信息。

标签外用药

接下来，我们再来谈谈法律风险相对较小的标签外用药。医生之所以要选择超说明书用药，原因有很多个。最主要的是因为癌症治疗的知识更新得很快，而更新药品说明书是一个需要临床试验的漫长且耗资巨大的过程。因此很多时候，病人并没有足够的时间等到药品说明书更新。

此外，超说明书用药其实是非常普遍的现象。据美国的调查显示，50% ~ 80% 的医生都有过超说明书用药的经历，而且超说明书用药本身也被写在了很多癌症治疗的指南里面。比如我国国家卫生健康委员会发表的《新型抗肿瘤药物临床应用指导原则(2019 年版)》里面就规定了"特殊情况下的药物合理使用"，摘录如下：

> 随着癌症治疗临床实践的快速发展，目前上市的抗肿瘤药物尚不能完全满足肿瘤患者的用药需求，药品说明书也往往滞后于临床实践，一些具有高级别循证医学证据的用法未能及时在药品说明书中明确规定。在尚无更好治疗手段等特殊情况下，医疗机构应当制定相应管理制度、技术规范，对药品说明书中未明确、但具有循证医学证据的药品用法进行严格管理。特殊情况下抗肿瘤药物的使用应当仅限于三级医院授权的具有高级专业技术职称的医师，

充分遵循患者知情同意原则，并且应当做好用药监测和跟踪观察。

特殊情况下抗肿瘤药物使用采纳根据，依次是：其他国家或地区药品说明书中已注明的用法，国际权威学协会或组织发布的诊疗规范、指南，国家级学协会发布的经国家卫生健康委员会认可的诊疗规范、指南。

但目前现实中比较尴尬的问题是：虽然我国法律没有明确规定不能超药品说明书使用药物，但也没有明确保护医生的条款。因此，如果日后因为超说明书用药出现医疗纠纷，医生还是会面临一定的风险。

那么从患者的角度看，在涉及超说明书用药的情况下，该如何和医生沟通呢？我有如下几个建议（仅供参考）。

首先，患者应当与医生交流，确保自己理解了以下几个问题：

第一，为什么需要超说明书用药？

第二，除了超说明书用药外，还有没有其他选择？

第三，有哪些证据支持这种情况下的超说明书用药？

第四，采用此种超说明书用药有何风险？

患者在确保自己知晓相关的用药逻辑和潜在风险后，最好主动向医生提供相关的知情同意书，以降低医生可能需要承担的法律风险。

常见的超说明书用药

那么，我国常见的超说明书用药有哪些呢？广东省药学会联合全国多省市的三甲医院每年都会出版一份《超药品说明书用药目录》，其中和抗癌用药相关的部分摘录在下表中。

广东省药学会《超药品说明书用药目录（2019 年版）》[1]中的抗癌药物相关部分

通用名	超说明书适应证	依据以及参考文献
奥沙利铂	结肠癌，辅助性 Ⅱ 期，与 5- 氟尿嘧啶 / 亚叶酸组合	1. 美国 FDA 未批准奥沙利铂用于与 5-氟尿嘧啶 / 亚叶酸联合辅助治疗成人 Ⅱ 期结肠癌 2.NCCN 临床实践指南：结直肠癌筛查（2018.V1）
	食管癌、胃癌、结直肠癌的辅助化疗，胆道恶性肿瘤及淋巴瘤的二线治疗	1. 美国 FDA 已批准奥沙利铂用于 Ⅲ 期结肠癌的辅助治疗 2.NCCN 临床实践指南：胃癌（2019.V1） 3.NCCN 临床实践指南：食道癌和胃食管交界处癌（2019.V1） 4.NCCN 临床实践指南：肝胆肿瘤（2019.V2） 5.NCCN临床实践指南：直肠癌（2019.V2）

[1] 详情参见：广东省药学会.超药品说明书用药目录（2019年版）[J/OL].今日药学[2020–02–16].http://kns.cnki.net/kcms/detail/44.1650.R.20190617.1523.044.html.

通用名	超说明书适应证	依据以及参考文献
贝伐珠 单抗	转移性肾癌	1. 美国 FDA 已批准贝伐珠单抗用于治疗转移性肾癌 2. 2016 美国肿瘤免疫治疗学会共识声明：免疫疗法治疗肾细胞癌 3.2018 国际老年肿瘤学会意见书：老年转移性肾细胞癌患者的管理 4.NCCN 临床实践指南：肾癌（2019.V4）
	转移性乳腺癌	1. 美国 FDA 未批准贝伐珠单抗作为联合药物治疗成人转移性乳腺癌 2.NCCN 临床实践指南：乳腺癌(2019.V1)
	铂耐药型复发卵巢癌	1. 美国 FDA 已批准贝伐珠单抗联合紫杉醇、多柔比星脂质体或托泊替康中的任意一种，用于治疗成人之前接受过不超过 2 期化疗的铂耐药型复发卵巢癌、输卵管癌或原发性腹膜癌 2.NCCN 临床实践指南：卵巢癌包括输卵管癌和原发性腹膜癌(2019.V1)
	复发或转移性宫颈癌	1. 美国 FDA 已批准贝伐珠单抗联合紫杉醇和顺铂或联合紫杉醇和托泊替康，用于治疗成人持久性、复发或转移性宫颈癌 2.NCCN 临床实践指南：宫颈癌(2019 V3)
	卵巢上皮癌	1. 美国 FDA 已批准贝伐珠单抗用于治疗成人卵巢上皮癌 2.NCCN临床实践指南：卵巢癌(2018.V2)

通用名	超说明书适应证	依据以及参考文献
贝伐珠单抗	1. 晚期及复发子宫肿瘤一线联合紫杉醇 + 顺铂/卡铂 2. 既往接受过化疗且进展的子宫肿瘤二线单药治疗	1. 美国 FDA 已经批准贝伐珠单抗用于复发性子宫肿瘤 2.NCCN 临床实践指南：子宫肿瘤（2019.V4）
多柔比星	复发或转移性乳腺癌一线单药治疗	1. 美国 FDA 未批准该药用于晚期乳腺癌 2.NCCN 临床实践指南：乳腺癌(2019.V1) 3. 中国临床肿瘤学会（CSCO）乳腺癌诊疗指南（2019 版）
	复发卵巢癌一线化疗	1. 美国 FDA 批准用于含铂化疗失败的卵巢癌 2.NCCN 临床实践指南：卵巢癌(2019.V1) 3. 聚乙二醇化脂质体阿霉素治疗卵巢癌的中国专家共识（2018 年）
多西他赛	小细胞肺癌	1. 美国 FDA 未批准多西他赛用于小细胞肺癌的治疗 2.NCCN 临床实践指南：小细胞肺癌（2019.V1）
	局部晚期头颈部鳞状细胞癌	1. 美国 FDA 已批准多西他赛用于局部晚期头颈部鳞状细胞癌 2.NCCN 临床实践指南：头颈部肿瘤（2018.V2.0）
	宫颈癌（二线治疗）	1. 美国 FDA 未批准多西他赛用于宫颈癌 2.NCCN 临床实践指南：宫颈癌(2019.V3)

通用名	超说明书适应证	依据以及参考文献
多西他赛	食管癌	1. 美国 FDA 未批准多西他赛用于食管癌 2.NCCN 临床实践指南：食道癌和胃食管交界处癌（2018.V2）
	卵巢上皮癌一线化疗联合卡铂	1. 美国 FDA 未批准多西他赛用于卵巢上皮癌 2.NCCN 临床实践指南：卵巢癌（2018.V2）
	晚期胃癌化疗，联合 5- 氟尿嘧啶和顺铂	1. 美国 FDA 已批准多西他赛与顺铂、氟尿嘧啶联合治疗成人晚期胃癌 2.NCCN 临床实践指南：胃癌治疗指南(2019.V1) 3. 中国临床肿瘤学会（CSCO）胃癌诊疗指南（2018.V1）
	头颈部鳞癌诱导化疗或晚期一线治疗	1. 美国 FDA 已批准多西他赛与顺铂、5-氟尿嘧啶联合用于头颈部鳞癌的诱导化疗 2.NCCN 头颈部肿瘤临床实践指南（2019.V1）
厄洛替尼	转移性非小细胞肺癌一线治疗	1. 美国 FDA 已经批准厄洛替尼用于转移性非小细胞肺癌一线治疗 2. NCCN 临床实践指南：非小细胞肺癌（2019.V4） 3. 中国临床肿瘤学会（CSCO）原发性肺癌诊疗指南（2017.V1）
	局部晚期，不可切除或转移性的胰腺癌，联合吉西他滨作为一线治疗方案	1. 美国 FDA 已批准厄洛替尼联合吉西他滨用于成人局部晚期、不可切除或转移性胰腺癌的一线治疗 2.NCCN临床实践指南：胰腺癌(2019.V2)

通用名	超说明书适应证	依据以及参考文献
氟尿嘧啶	头颈部鳞癌全身化疗及辅助化疗	1. 美国 FDA 未批准氟尿嘧啶用于头颈部鳞癌全身化疗及辅助化疗 2.NCCN 临床实践指南：头颈部肿瘤指南（2015.V1.0）
	鼻咽癌诱导化疗或晚期一线治疗	1. 美国 FDA 未批准 5-FU 用于鼻咽癌 2.NCCN 头颈部肿瘤临床实践指南（2019.V1）
吉非替尼	EGFR 突变者一线抗非小细胞肺癌	1. 美国 FDA 已批准吉非替尼用于 EGFR 突变者一线抗非小细胞癌 2.NCCN 临床实践指南：非小细胞肺癌（2019.V4） 3. 中国临床肿瘤学会（CSCO）原发性肺癌诊疗指南（2018）
吉西他滨	非霍奇金淋巴瘤	1. 美国 FDA 未批准吉西他滨用于治疗非霍奇金淋巴瘤 2.NCCN 临床实践指南：B 细胞淋巴瘤（2018.V2）
	外周 T 细胞淋巴瘤	1. 美国 FDA 未批准吉西他滨用于治疗外周 T 细胞淋巴瘤 2.NCCN 临床实践指南：T 细胞淋巴瘤（2018.V2）
	肉瘤	1. 美国 FDA 未批准吉西他滨用于治疗肉瘤 2.NCCN 临床实践指南：软组织肉瘤（2018.V2） 3.《软组织肉瘤诊治中国专家共识》（2015）

通用名	超说明书适应证	依据以及参考文献
吉西他滨	子宫颈癌	1. 美国 FDA 未批准吉西他滨用于治疗子宫颈癌 2.NCCN 临床实践指南：宫颈癌(2018. V1)
	晚期卵巢癌，联合卡铂，治疗在以铂类药物为基础的治疗后至少6 个月复发的患者	1. 美国 FDA 已批准吉西他滨与卡铂联合用于治疗成人晚期卵巢癌，治疗在以铂类药物为基础的治疗后至少 6 个月复发的患者 2.NCCN 临床实践指南：卵巢癌包括输卵管癌和原发性腹膜癌（2018.V2）
	不能手术切除或伴有转移的进展期胆管癌	1. 美国 FDA 未批准吉西他滨用于不能手术切除或伴有转移的进展期胆管癌的治疗 2.NCCN 临床实践指南：肝胆恶性肿瘤指南（2016. V1.0 ）
	头颈部癌	1. 美国 FDA 未批准吉西他滨用于治疗成人头颈部癌 2.NCCN 临床实践指南：头颈部癌临床实践指南（2015.V1）
	膀胱癌	1. 美国 FDA 未批准该用法 2.NCCN 临床实践指南：膀胱癌（2019.V3） 3. 膀胱癌诊治规范（2018）
卡铂	非小细胞肺癌	1. 美国 FDA 未批准卡铂用于非小细胞肺癌的治疗 2.NCCN 临床实践指南：非小细胞肺癌指南（2019.V4）

通用名	超说明书适应证	依据以及参考文献
卡铂	转移性乳腺癌	1. 美国 FDA 未批准卡铂用于转移性乳腺癌的治疗 2.NCCN 临床实践指南：乳腺癌指南（2019.V1）
利妥昔单抗	慢性淋巴细胞白血病，联合氟达拉滨和环磷酰胺	1. 美国 FDA 已批准利妥昔单抗联合氟达拉滨和环磷酰胺用于治疗成人既往未经治疗的和既往经治疗的 CD20 阳性慢性淋巴细胞白血病 2. 中国慢性淋巴细胞白血病的诊断与治疗指南（2011）
咪喹莫特	基底细胞癌	美国 FDA 已批准 5% 的咪喹莫特软膏用于治疗成人浅表的皮肤基底细胞癌
奈达铂	宫颈癌	1. 美国 FDA 未批准奈达铂用于治疗成人子宫颈癌 2. 日本 PDMA 已批准奈达铂用于治疗成人子宫颈癌
培美曲塞	复发性卵巢癌	1. 美国 FDA 未批准培美曲塞用于成人卵巢癌复发的治疗 2.NCCN 临床实践指南：卵巢癌包括输卵管癌和原发性腹膜癌（2019.V1）
硼替佐米	多发性骨髓瘤	1. 美国 FDA 已批准硼替佐米用于多发性骨髓瘤 2.NCCN 临床实践指南：多发性骨髓瘤（2018.V4）
	初治套细胞淋巴瘤	1. 美国 FDA 已批准硼替佐米联合静脉利妥昔单抗、环磷酰胺、阿霉素和口服泼尼松用于治疗成人既往未经治疗的套细胞淋巴瘤 2.NCCN 临床实践指南：非霍奇金淋巴瘤（2018.V2）

通用名	超说明书适应证	依据以及参考文献
普萘洛尔	婴幼儿血管瘤	1. 美国 FDA 已批准普萘洛尔用于治疗儿童（小于 1 岁）血管瘤 2. 口服普萘洛尔治疗婴幼儿血管瘤中国专家共识（2016）
沙利度胺	多发性骨髓瘤	1. 美国 FDA 已批准沙利度胺与地塞米松联合治疗新诊断的成人多发性骨髓瘤 2.NCCN 临床实践指南：多发性骨髓瘤临床实践指南（2019.V2） 3. 中国医师协会血液科医师分会、中华医学会血液学分会、中国医师协会多发性骨髓瘤专业委员会《中国多发性骨髓瘤诊治指南（2017 年修订）》
	新诊断的多发性骨髓瘤，与地塞米松联合	1. 美国 FDA 已批准沙利度胺与地塞米松联合治疗新诊断的成人多发性骨髓瘤 2.NCCN 临床实践指南：多发性骨髓瘤临床实践指南（2019.V2） 3. 中国医师协会血液科医师分会、中华医学会血液学分会、中国医师协会多发性骨髓瘤专业委员会《中国多发性骨髓瘤诊治指南（2017 年修订）》 4.《内科学》（第九版），人民卫生出版社，葛均波、徐永健、王辰主编
索拉非尼	经伊马替尼和舒尼替尼和瑞戈非尼治疗失败的晚期或转移性胃肠道间质瘤	1. 美国 FDA 未批准该用法 2.NCCN 临床实践指南：软组织肉瘤（2019.V2）

通用名	超说明书适应证	依据以及参考文献
替吉奥	胆道癌	1. 日本 PMDA 已批准替吉奥用于治疗成人胆道癌 2. 胆管癌诊断与治疗——外科专家共识
替莫唑胺	转移性恶性黑色素瘤	1. 美国 FDA 未批准替莫唑胺用于治疗成人转移性恶性黑色素瘤 2.NCCN 临床实践指南：黑色素瘤（2018.V3）
	神经内分泌瘤（转移性胃 / 肠 / 胰 / 肺 / 胸腺神经内分泌瘤）	1. 美国 FDA 未批准该用法 2.NCCN 临床实践指南 - 神经内分泌和肾上腺肿瘤诊疗指南（2019.V1） 3. 中国胃肠胰神经内分泌肿瘤专家共识（2016 年版）
	原发中枢神经系统淋巴瘤	1. 美国 FDA 未批准该用法 2. NCCN 临床实践指南：中枢神经系统肿瘤（2019.V1） 3. 卫健委恶性淋巴瘤诊疗规范（2015）
西妥昔单抗	局部晚期头颈部鳞状细胞癌，联合放疗	1. 美国 FDA 已批准西妥昔单抗联合放疗用于成人局部晚期头颈部鳞状细胞癌的初始治疗 2.NCCN 临床实践指南：头颈部癌临床实践指南（2018.V2）
	以铂类药物为基础的化疗失败后的复发或转移性头颈部鳞状细胞癌，单药治疗	1. 美国 FDA 已批准西妥昔单抗单用于治疗成人以铂类药物为基础的化疗失败后的复发或转移性头颈部鳞状细胞癌 2.NCCN 临床实践指南：头颈部癌临床实践指南（2018.V2）

通用名	超说明书适应证	依据以及参考文献
西妥昔单抗	局部复发或转移性头颈部鳞状细胞癌，联合以铂类药物为基础的化疗和5-FU作为一线治疗方案	1. 美国FDA已批准西妥昔单抗联合以铂类药物为基础的化疗和5-FU用于成人局部复发或转移性头颈部鳞状细胞癌的一线治疗 2.NCCN临床实践指南：头颈部癌临床实践指南（2019.V1）
	鼻咽癌	1. 美国FDA未批准西妥昔单抗用于治疗以铂类药物治疗失败的复发或转移的头颈部鳞状细胞癌，或与铂类药物联合使用治疗鼻咽癌 2.NCCN临床实践指南：头颈部癌临床实践指南（2018.V2） 3.Chan A T, Hsu M M, Goh B C, et al. Multicenter, phase Ⅱ study of cetuximab in combination with carboplatin in patients with recurrent or metastatic nasopharyngeal carcinoma[J]. J Clin Oncol, 2005, 23:3568-3576
伊立替康	广泛期小细胞肺癌	1. 美国FDA未批准伊立替康用于广泛期小细胞肺癌 2.NCCN临床实践指南：小细胞肺癌（2019.V1）
	胃癌（二线治疗）	1. 美国FDA未批准伊立替康用于胃癌（二线治疗） 2.NCCN临床实践指南：胃癌（2018 V3.0） 3. 欧洲肿瘤内科学会《2013 ESMO临床实践指南：胃癌的诊断、治疗与随访》 4. 日本胃癌治疗指南（2014 第4版）

通用名	超说明书适应证	依据以及参考文献
依维莫司	乳腺癌（与依西美坦联合使用，用于治疗绝经后激素受体阳性，HER2 阴性，使用来曲唑或阿那曲唑失败的进展性乳腺癌患者）	1. 美国 FDA 已批准飞尼妥与依西美坦联合使用，用于治疗绝经后激素受体阳性，HER2 阴性，使用来曲唑或阿那曲唑失败的进展性乳腺癌患者 2. NCCN 临床实践指南：乳腺癌（2018.V2） 3. ABC2 全球晚期乳腺癌指南 4. 中国抗癌协会乳腺癌诊治指南与规范（2017 年版）
异环磷酰胺	神经母细胞瘤	1. 美国 FDA 未批准注射用异环磷酰胺用于神经母细胞癌 2. 抗肿瘤药物临床应用指导原则
	儿童急性淋巴细胞白血病	1. 美国 FDA 未批准该用法 2. 儿童急性淋巴细胞白血病诊疗规范（2018 年版）
紫杉醇	胃癌	1. 美国 FDA 未批准紫杉醇用于胃癌 2.NCCN 临床实践指南：胃癌（2019.V1）

通用名	超说明书适应证	依据以及参考文献
紫杉醇	宫颈癌	1. 美国 FDA 未批准紫杉醇用于宫颈癌 2.NCCN 临床实践指南：宫颈癌（2019.V3） 3.NCCN 临床实践指南：宫颈癌临床实践指南 2018.V1 4.Moore, D H . Phase Ⅲ Study of Cisplatin With or Without Paclitaxel in Stage IVB, Recurrent, or Persistent Squamous Cell Carcinoma of the Cervix: A Gynecologic Oncology Group Study[J]. Journal of Clinical Oncology, 2004, 22(15):3113-3119 5.Mcguire W P , Blessing J A , Moore D , et al. Paclitaxel has moderate activity in squamous cervix cancer. A Gynecologic Oncology Group study[J]. Journal of Clinical Oncology: Official Journal of the American Society of Clinical Oncology, 1996, 14(3):792-5
	鼻咽癌	1. 美国 FDA 未批准该用法 2.NCCN 临床实践指南：头颈部肿瘤（2019.V1） 3. 转移性鼻咽癌治疗专家共识（2018年版）
	膀胱癌	1. 美国 FDA 未批准该用法 2.NCCN 临床实践指南：膀胱癌（2019.V3）
	食道癌	1. 美国 FDA 未批准该用法 2.NCCN 临床实践指南：食道癌（2019.V2） 3. 卫健委食管癌诊疗规范（2018年版）

通用名	超说明书适应证	依据以及参考文献
紫杉醇（白蛋白结合型）	局部晚期或转移性的非小细胞肺癌，联合卡铂作为一线治疗方案	1. 美国 FDA 已批准紫杉醇（白蛋白结合型）联合卡铂用于成人不适合手术或放疗的局部晚期或转移性非小细胞肺癌的一线治疗 2.NCCN 临床实践指南：非小细胞肺癌（2019.V4）
	非小细胞肺癌	1. 美国 FDA 批准联合卡铂用于治疗局部晚期或转移性非小细胞肺癌的一线治疗 2.NCCN 临床实践指南：非小细胞肺癌（2019.V2）
	转移性胰腺癌，联合吉西他滨作为一线治疗方案	1. 美国 FDA 已批准紫杉醇（白蛋白结合型）联合吉西他滨用于成人转移性胰腺癌的一线治疗 2.NCCN 临床实践指南：胰腺癌(2019.V2) 3. 卫健委胰腺癌诊疗规范（2018） 4.《临床肿瘤学杂志》2014 年 4 月第 19 卷第 4 期《胰腺癌综合诊治中国专家共识（2014 年版）》
	转移性黑色素瘤	1. 美国 FDA 未批准该用法 2.NCCN 临床实践指南：皮肤黑色素瘤（2019.V2） 3. 卫健委黑色素瘤诊疗规范（2018）
	铂敏感或铂耐药的复发性卵巢癌	1. 美国 FDA 未批准该用法 2.NCCN 临床实践指南：卵巢癌(2019.V1) 3. 卫健委卵巢癌诊疗规范（2018）

通用名	超说明书适应证	依据以及参考文献
紫杉醇（白蛋白结合型）	胰腺癌	1. 美国 FDA 批准该用法 2.NCCN 临床实践指南：胰腺癌（2019.V2） 3. 卫健委胰腺癌诊疗规范（2018 年版）

FDA 批准的靶向及免疫疗法药物清单

以下清单按照癌症类型，分别总结收录了美国 FDA 批准上市的 127 种靶向和免疫药物（不含传统化疗药物，更新至 2019 年底）。需要特别注意的是，很多药物暂未在我国上市，但可能正在进行临床试验。

癌症种类	中文通用名	英文名通用名（商品名）	中国上市	药物类型
膀胱癌	阿特珠单抗	Atezolizumab (Tecentriq)	否	PD-L1 单抗
	阿维鲁单抗	Avelumab (Bavencio)	否	PD-L1 抑制剂
	度伐单抗	Durvalumab (Imfinzi)	是	PD-L1 单抗
	暂无	Enfortumab vedotin-ejfv (Padcev)	是	Nectin-4 单抗药物偶联物
	厄达替尼	Erdafitinib (Balversa)	否	FGFR 抑制剂
	纳武利尤单抗	Nivolumab (Opdivo)	是	PD-1 单抗
	帕博利珠单抗	Pembrolizumab (Keytruda)	是	PD-1 单抗
脑癌	贝伐珠单抗	Bevacizumab (Avastin)	是	VEGF 抑制剂
	依维莫司	Everolimus (Afinitor)	是	mTOR 抑制剂
乳腺癌	玻玛西尼	Abemaciclib (Verzenio)	否	CDK4/6 抑制剂
	曲妥珠单抗—美坦新偶联物	Ado-Trastuzumab Emtansine (Kadcyla)	否	HER2 单抗药物偶联物
	阿吡利塞	Alpelisib (Piqray)	否	PI3K 抑制剂

癌症种类	中文通用名	英文名通用名（商品名）	中国上市	药物类型
乳腺癌	阿那曲唑	Anastrozole (Arimidex)	是	芳香酶抑制剂
	阿特珠单抗	Atezolizumab (Tecentriq)	否	PD-L1 单抗
	依维莫司	Everolimus (Afinitor)	是	mTOR 抑制剂
	依西美坦	Exemestane (Aromasin)	是	芳香酶抑制剂
	暂无	Fam-Trastuzumab Deruxtecan-Nxki (Enhertu)	否	HER2 单抗药物偶联物
	氟维司琼	Fulvestrant (Faslodex)	是	选择性雌激素受体降解剂
	拉帕替尼	Lapatinib (Tykerb)	是	EGFR 抑制剂
	来曲唑	Letrozole (Femara)	是	芳香酶抑制剂
	诺拉替尼	Neratinib Maleate (Nerlynx)	否	HER2 抑制剂
	奥拉帕尼	Olaparib (Lynparza)	是	PARP 抑制剂
	帕博西尼（哌柏西利）	Palbociclib (Ibrance)	是	CDK4/6 抑制剂

癌症种类	中文 通用名	英文名通用名 （商品名）	中国 上市	药物类型
乳腺癌	帕妥珠单抗	Pertuzumab (Perjeta)	是	HER2 单抗
	瑞博西尼	Ribociclib (Kisqali)	否	CDK4/6 抑制剂
	他拉唑帕尼	Talazoparib Tosylate (Talzenna)	否	PARP 抑制剂
	他莫昔芬	Tamoxifen (Nolvadex)	是	选择性雌激素 受体调节物
	托瑞米芬	Toremifene (Fareston)	是	选择性雌激素 受体调节物
	曲妥珠单抗	Trastuzumab (Herceptin)	是	HER2 抑制剂
宫颈癌	贝伐珠单抗	Bevacizumab (Avastin)	是	VEGF 抑制剂
	帕博利珠单抗	Pembrolizumab (Keytruda)	是	PD-1 单抗
结直肠癌	贝伐珠单抗	Bevacizumab (Avastin)	是	VEGF 抑制剂
	西妥昔单抗	Cetuximab (Erbitux)	是	EGFR 单抗
	伊匹单抗	Ipilimumab (Yervoy)	否	CTLA-4 单抗
	纳武利尤单抗	Nivolumab (Opdivo)	是	PD-1 单抗

癌症种类	中文通用名	英文名通用名（商品名）	中国上市	药物类型
结直肠癌	帕尼单抗	Panitumumab (Vectibix)	否	EGFR 单抗
	雷莫芦单抗	Ramucirumab (Cyramza)	否	VEGFR2 单抗
	瑞戈非尼	Regorafenib (Stivarga)	是	VEGFR2-TIE2 抑制剂
	阿柏西普	Ziv-Aflibercept (Zaltrap)	否	VEGF 抑制剂
隆突性皮肤纤维肉瘤（DFSP）	伊马替尼	Imatinib Mesylate (Gleevec)	是	BCR-ABL/KIT/PDGFR 抑制剂
内分泌/神经内分泌肿瘤	阿维鲁单抗	Avelumab (Bavencio)	否	PD-L1 抑制剂
	暂无	Lutetium Lu 177-Dotatate (Lutathera)	否	放疗药物
子宫内膜癌	甲磺酸仑伐替尼	Lenvatinib Mesylate (Lenvima)	是	VEGFR/FGFR/PDGFR/KIT/RECT 抑制剂
	帕博利珠单抗	Pembrolizumab (Keytruda)	是	PD-1 单抗

癌症种类	中文通用名	英文名通用名（商品名）	中国上市	药物类型
食道癌	帕博利珠单抗	Pembrolizumab (Keytruda)	是	PD-1 单抗
	雷莫芦单抗	Ramucirumab (Cyramza)	否	VEGFR2 单抗
	曲妥珠单抗	Trastuzumab (Herceptin)	是	HER2 抑制剂
胃肠道间质瘤（GIST）	阿伐普利尼	Avapritinib (Ayvakit)	否	KIT/PDGFRA 抑制剂
	伊马替尼	Imatinib Mesylate (Gleevec)	是	BCR-ABL/KIT/PDGFR 抑制剂
	瑞戈非尼	Regorafenib (Stivarga)	是	VEGFR2-TIE2 抑制剂
	舒尼替尼	Sunitinib (Sutent)	是	VEGFR/PDGFR/KIT 抑制剂
骨骼巨细胞肿瘤	地舒单抗	Denosumab (Xgeva)	是	RANKL 单抗
头颈癌	西妥昔单抗	Cetuximab (Erbitux)	是	EGFR 单抗
	纳武利尤单抗	Nivolumab (Opdivo)	是	PD-1 单抗
	帕博利珠单抗	Pembrolizumab (Keytruda)	是	PD-1 单抗

癌症种类	中文通用名	英文名通用名（商品名）	中国上市	药物类型
肾癌	阿维鲁单抗	Avelumab (Bavencio)	否	PD-L1 抑制剂
	阿昔替尼	Axitinib (Inlyta)	是	VEGFR/PDGFR/KIT 抑制剂
	贝伐珠单抗	Bevacizumab (Avastin)	是	VEGF 抑制剂
	卡赞替尼	Cabozantinib (Cabometyx)	是	cMet/VEGFR2 抑制剂
	依维莫司	Everolimus (Afinitor)	是	mTOR 抑制剂
	伊匹单抗	Ipilimumab (Yervoy)	否	CTLA-4 单抗
	甲磺酸仑伐替尼	Lenvatinib Mesylate (Lenvima)	是	VEGFR/FGFR/PDGFR/KIT/RECT 抑制剂
	纳武利尤单抗	Nivolumab (Opdivo)	是	PD-1 单抗
	培唑帕尼	Pazopanib (Votrient)	是	VEGFR/FGFR/PDGFR/KIT 抑制剂

癌症种类	中文通用名	英文名通用名（商品名）	中国上市	药物类型
肾癌	帕博利珠单抗	Pembrolizumab (Keytruda)	是	PD-1 单抗
	索拉非尼	Sorafenib (Nexavar)	是	VEGFR/PDGFR/RAF 抑制剂
	舒尼替尼	Sunitinib (Sutent)	是	VEGFR/PDGFR/KIT 抑制剂
	坦罗莫司	Temsirolimus (Torisel)	否	mTOR 抑制剂
白血病	阿卡替尼	Acalabrutinib (Calquence)	否	BTK 抑制剂
	阿仑单抗	Alemtuzumab (Campath)	否	CD52 单抗
	博纳吐单抗	Blinatumomab (Blincyto)	否	CD19 单抗
	博舒替尼	Bosutinib (Bosulif)	否	BCR-ABL/SRC 抑制剂
	达沙替尼	Dasatinib (Sprycel)	是	BCR-ABL/SRC 抑制剂
	德卫利昔	Duvelisib (Copiktra)	否	PI3K 抑制剂
	恩西地替尼	Enasidenib Mesylate (Idhifa)	否	IDH2 抑制剂

癌症种类	中文通用名	英文名通用名（商品名）	中国上市	药物类型
白血病	吉妥珠单抗奥唑米星	Gemtuzumab Ozogamicin (Mylotarg)	否	CD33 单抗药物偶联物
	暂无	Gilteritinib (Xospata)	否	AXL/FLT3 抑制剂
	暂无	Glasdegib Maleate (Daurismo)	否	SMO 抑制剂
	伊布替尼	Ibrutinib (Imbruvica)	是	BTK 抑制剂
	艾代拉利司	Idelalisib (Zydelig)	否	PI3K 抑制剂
	伊马替尼	Imatinib Mesylate (Gleevec)	是	BCR-ABL/KIT/PDGFR 抑制剂
	奥英妥珠单抗奥唑米星	Inotuzumab Ozogamicin (Besponsa)	否	CD22 单抗药物偶联物
	暂无	Ivosidenib (Tibsovo)	否	IDH1 抑制剂
	米哚妥林	Midostaurin (Rydapt)	否	FLT3 抑制剂
	暂无	Moxetumomab Pasudotox-Tdfk (Lumoxiti)	否	CD22 单抗免疫毒性药物
	尼洛替尼	Nilotinib (Tasigna)	是	BCR-ABL/KIT/PDGFR 抑制剂

癌症种类	中文通用名	英文名通用名（商品名）	中国上市	药物类型
白血病	暂无	Obinutuzumab (Gazyva)	否	CD20 单抗
	奥法木单抗	Ofatumumab (Arzerra)	否	CD20 单抗
	普纳替尼	Ponatinib Hydrochloride (Iclusig)	否	BCR-ABL 抑制剂
	利妥昔单抗	Rituximab (Rituxan)	是	CD20 单抗
	利妥昔单抗透明质酸酶组合	Rituximab And Hyaluronidase Human (Rituxan Hycela)	否	CD20 单抗
	暂无	Tagraxofusp-Erzs (Elzonris)	否	其他
	暂无	Tisagenlecleucel (Kymriah)	否	CAR-T 细胞疗法
	维 A 酸	Tretinoin (Vesanoid)	是	PIN1 抑制剂
	维特克拉	Venetoclax (Venclexta)	否	BCL2 抑制剂

癌症种类	中文通用名	英文名通用名（商品名）	中国上市	药物类型
肝癌	卡赞替尼	Cabozantinib (Cabometyx)	是	cMet/VEGFR2 抑制剂
	伊匹单抗	Ipilimumab (Yervoy)	否	CTLA-4 单抗
	甲磺酸仑伐替尼	Lenvatinib Mesylate (Lenvima)	是	VEGFR/FGFR/PDGFR/KIT/RECT 抑制剂
	纳武利尤单抗	Nivolumab (Opdivo)	是	PD-1 单抗
	帕博利珠单抗	Pembrolizumab (Keytruda)	是	PD-1 单抗
	雷莫芦单抗	Ramucirumab (Cyramza)	否	VEGFR2 单抗
	瑞戈非尼	Regorafenib (Stivarga)	是	VEGFR2-TIE2 抑制剂
	索拉非尼	Sorafenib (Nexavar)	是	VEGFR/PDGFR/RAF 抑制剂
肺癌	马来酸阿法替尼	Afatinib Dimaleate (Gilotrif)	是	EGFR 抑制剂
	阿来替尼	Alectinib (Alecensa)	是	ALK 抑制剂

癌症种类	中文通用名	英文名通用名（商品名）	中国上市	药物类型
肺癌	阿特珠单抗	Atezolizumab (Tecentriq)	否	PD-L1 单抗
	贝伐珠单抗	Bevacizumab (Avastin)	是	VEGF 抑制剂
	布格替尼	Brigatinib (Alunbrig)	否	ALK 抑制剂
	塞瑞替尼	Ceritinib (Ldk378/ Zykadia)	是	ALK 抑制剂
	克唑替尼	Crizotinib (Xalkori)	是	ALK 抑制剂
	达拉非尼	Dabrafenib (Tafinlar)	否	BRAF 抑制剂
	达可替尼	Dacomitinib (Vizimpro)	是	EGFR 抑制剂
	度伐单抗	Durvalumab (Imfinzi)	是	PD-L1 单抗
	恩曲替尼	Entrectinib (Rozlytrek)	否	ALK/ROS1/ NTRK 抑制剂
	厄洛替尼	Erlotinib (Tarceva)	是	EGFR 抑制剂
	吉非替尼	Gefitinib (Iressa)	是	EGFR 抑制剂
	劳拉替尼	Lorlatinib (Lorbrena)	否	ALK/ROS1 抑制剂

癌症种类	中文通用名	英文名通用名（商品名）	中国上市	药物类型
肺癌	耐昔妥珠单抗	Necitumumab (Portrazza)	否	EGFR 单抗
	纳武利尤单抗	Nivolumab (Opdivo)	是	PD-1 单抗
	奥希替尼	Osimertinib (Tagrisso)	是	EGFR 抑制剂
	帕博利珠单抗	Pembrolizumab (Keytruda)	是	PD-1 单抗
	雷莫芦单抗	Ramucirumab (Cyramza)	否	VEGFR2 单抗
	曲美替尼	Trametinib (Mekinist)	是	MEK 抑制剂
淋巴瘤	阿卡替尼	Acalabrutinib (Calquence)	否	BTK 抑制剂
	暂无	Axicabtagene Ciloleucel (Yescarta)	否	CAR-T 细胞疗法
	贝利司他	Belinostat (Beleodaq)	否	HDAC 抑制剂
	贝沙罗汀	Bexarotene (Targretin)	否	RXR 激动剂
	硼替佐米	Bortezomib (Velcade)	是	蛋白酶体抑制剂
	本妥昔单抗	Brentuximab Vedotin (Adcetris)	否	CD30 单抗药物偶联物

癌症种类	中文 通用名	英文名通用名 （商品名）	中国 上市	药物类型
淋巴瘤	库潘尼西	Copanlisib Hydrochloride (Aliqopa)	否	PI3K 抑制剂
	德卫利昔	Duvelisib (Copiktra)	否	PI3K 抑制剂
	暂无	Ibritumomab Tiuxetan (Zevalin)	否	CD20 单抗 药物偶联物
	伊布替尼	Ibrutinib (Imbruvica)	是	BTK 抑制剂
	艾代拉利司	Idelalisib (Zydelig)	否	PI3K 抑制剂
	暂无	Mogamulizumab- Kpkc (Poteligeo)	否	CCR4 单抗
	纳武利尤单 抗	Nivolumab (Opdivo)	是	PD-1 单抗
	暂无	Obinutuzumab (Gazyva)	否	CD20 单抗
	帕博利珠单 抗	Pembrolizumab (Keytruda)	是	PD-1 单抗
	暂无	Polatuzumab Vedotin-Piiq (Polivy)	否	CD79B 单抗 药物偶联物
	普拉曲沙	Pralatrexate (Folotyn)	否	抗叶酸剂
	利妥昔单抗	Rituximab (Rituxan)	是	CD20 单抗

癌症种类	中文通用名	英文名通用名（商品名）	中国上市	药物类型
淋巴瘤	利妥昔单抗透明质酸酶组合	Rituximab And Hyaluronidase Human (Rituxan Hycela)	否	CD20 单抗
	罗米地辛	Romidepsin (Istodax)	否	HDAC 抑制剂
	司妥昔单抗	Siltuximab (Sylvant)	否	IL-6 单抗
	暂无	Tisagenlecleucel (Kymriah)	否	CAR-T 细胞疗法
	维特克拉	Venetoclax (Venclexta)	否	BCL2 抑制剂
	伏立诺他	Vorinostat (Zolinza)	否	HDAC 抑制剂
	赞布替尼	Zanubrutinib (Brukinsa)	否	BTK 抑制剂
微卫星不稳定性高（MSI-H）或 DNA 错配修复缺陷（dMMR）的实体肿瘤	帕博利珠单抗	Pembrolizumab (Keytruda)	是	PD-1 单抗

癌症种类	中文通用名	英文名通用名（商品名）	中国上市	药物类型
多发性骨髓瘤	硼替佐米	Bortezomib (Velcade)	是	蛋白酶体抑制剂
	卡非佐米	Carfilzomib (Kyprolis)	否	蛋白酶体抑制剂
	达雷妥尤单抗	Daratumumab (Darzalex)	是	CD38 单抗
	依托珠单抗	Elotuzumab (Empliciti)	否	SLAMF7（CD319）单抗
	枸橼酸伊沙佐米	Ixazomib Citrate (Ninlaro)	是	PSMB5 抑制剂
	帕比司他	Panobinostat (Farydak)	否	HDAC 抑制剂
	塞利尼索	Selinexor (Xpovio)	否	XPO1 抑制剂
骨髓增生异常综合征 / 骨髓增殖性疾病（MDS/MPD/MPN）	暂无	Fedratinib Hydrochloride (Inrebic)	否	JAK2 抑制剂
	伊马替尼	Imatinib Mesylate (Gleevec)	是	BCR-ABL/KIT/PDGFR 抑制剂
	芦可替尼	Ruxolitinib Phosphate (Jakafi)	是	JAK1/2 抑制剂
神经母细胞瘤	暂无	Dinutuximab (Unituxin)	否	GD2 单抗

癌症种类	中文通用名	英文名通用名（商品名）	中国上市	药物类型
卵巢上皮癌 / 输卵管癌 / 原发性腹膜癌	贝伐珠单抗	Bevacizumab (Avastin)	是	VEGF 抑制剂
	尼拉帕尼	Niraparib Tosylate Monohydrate (Zejula)	否	PARP 抑制剂
	奥拉帕尼	Olaparib (Lynparza)	是	PARP 抑制剂
	芦卡帕尼	Rucaparib Camsylate (Rubraca)	否	PARP 抑制剂
胰腺癌	厄洛替尼	Erlotinib (Tarceva)	是	EGFR 抑制剂
	依维莫司	Everolimus (Afinitor)	是	mTOR 抑制剂
	奥拉帕尼	Olaparib (Lynparza)	是	PARP 抑制剂
	舒尼替尼	Sunitinib (Sutent)	是	VEGFR/PDGFR/KIT 抑制剂
前列腺癌	阿比特龙	Abiraterone Acetate (Zytiga)	是	CYP17A1 抑制剂
	阿帕鲁胺	Apalutamide (Erleada)	否	雄激素受体抑制剂
	卡巴他赛	Cabazitaxel (Jevtana)	否	微管抑制剂

癌症种类	中文通用名	英文名通用名（商品名）	中国上市	药物类型
前列腺癌	暂无	Darolutamide (Nubeqa)	否	非甾体类抗雄激素药物
	恩杂鲁胺	Enzalutamide (Xtandi)	是	非甾体类抗雄激素药物
	氯化镭 -223	Radium 223 Dichloride (Xofigo)	否	放疗药物
皮肤癌	阿利维 A 酸	Alitretinoin (Panretin)	否	其他
	阿维鲁单抗	Avelumab (Bavencio)	否	PD-L1 抑制剂
	比美替尼	Binimetinib (Mektovi)	否	MEK 抑制剂
	暂无	Cemiplimab-Rwlc (Libtayo)	否	PD-1 单抗
	考比替尼	Cobimetinib (Cotellic)	否	MEK 抑制剂
	达拉非尼	Dabrafenib (Tafinlar)	否	BRAF 抑制剂
	康奈非尼	Encorafenib (Braftovi)	否	BRAF 抑制剂
	伊匹单抗	Ipilimumab (Yervoy)	否	CTLA-4 单抗
	纳武利尤单抗	Nivolumab (Opdivo)	是	PD-1 单抗

癌症种类	中文通用名	英文名通用名（商品名）	中国上市	药物类型
皮肤癌	帕博利珠单抗	Pembrolizumab (Keytruda)	是	PD-1 单抗
	索尼吉布	Sonidegib (Odomzo)	否	SMO 抑制剂
	曲美替尼	Trametinib (Mekinist)	是	MEK 抑制剂
	维莫非尼	Vemurafenib (Zelboraf)	是	BRAF 抑制剂
	维莫德吉	Vismodegib (Erivedge)	否	SMO 抑制剂
软组织肉瘤	阿利维 A 酸	Alitretinoin (Panretin)	否	其他
	培唑帕尼	Pazopanib (Votrient)	是	VEGFR/FGFR/PDGFR/KIT 抑制剂
	他泽美司	Tazemetostat Hydrobromide (Tazverik)	否	EZH2 抑制剂
具有 NTRK 基因融合的实体肿瘤	恩曲替尼	Entrectinib (Rozlytrek)	否	ALK/ROS1/NTRK 抑制剂
	拉罗替尼	Larotrectinib Sulfate (Vitrakvi)	否	TRK 抑制剂

癌症种类	中文 通用名	英文名通用名 （商品名）	中国 上市	药物类型
胃癌	帕博利珠单抗	Pembrolizumab (Keytruda)	是	PD-1 单抗
	雷莫芦单抗	Ramucirumab (Cyramza)	否	VEGFR2 单抗
	曲妥珠单抗	Trastuzumab (Herceptin)	是	HER2 抑制剂
全身性肥大细胞增生症	伊马替尼	Imatinib Mesylate (Gleevec)	是	BCR-ABL/ KIT/PDGFR 抑制剂
	米哚妥林	Midostaurin (Rydapt)	否	FLT3 抑制剂
甲状腺癌	卡赞替尼	Cabozantinib (Cometriq)	是	cMet/ VEGFR2 抑制剂
	达拉非尼	Dabrafenib (Tafinlar)	否	BRAF 抑制剂
	甲磺酸仑伐替尼	Lenvatinib Mesylate (Lenvima)	是	VEGFR/ FGFR/ PDGFR/KIT/ RECT 抑制剂
	索拉非尼	Sorafenib (Nexavar)	是	VEGFR/ PDGFR/RAF 抑制剂
	曲美替尼	Trametinib (Mekinist)	是	MEK 抑制剂

癌症种类	中文通用名	英文名通用名（商品名）	中国上市	药物类型
甲状腺癌	凡德他尼	Vandetanib (Caprelsa)	否	VEGFR/EGFR/RET

注 本清单参考美国国家癌症研究所（National Cancer Institute）的靶向和免疫疗法药物清单编写。很多药物虽然目前并未在我国上市，但相关信息每个月都可能会变化，请以国家药监局的最新目录为准。暂未在我国上市的药物，其中文通用名仅供参考。

国内医院肿瘤科排行榜[1]

国内医院肿瘤科综合排行榜（2018 年度）

专科排名	医院名称	声誉标化值	科研标化值	综合得分
1	中国医学科学院肿瘤医院	80	13.33	93.33
2	复旦大学附属肿瘤医院	66.67	16.67	83.34
3	中山大学肿瘤防治中心	60	20	80
4	天津医科大学肿瘤医院	53.33	11.67	65
5	北京大学肿瘤医院	46.67	10	56.67
6	山东省肿瘤医院暨山东省肿瘤防治研究院	40	3.33	43.33
7	四川大学华西医院	26.67	15	41.67
8	浙江省肿瘤医院	33.33	5	38.33
9	江苏省肿瘤医院	20	3.33	23.33
10	中国医学科学院北京协和医院	13.33	3.33	16.66

[1] 数据来源：复旦版《2018年度中国医院排行榜》

华北地区肿瘤科声誉排行榜（2018 年度）

区域排名	医院名称	所在地
1	中国医学科学院肿瘤医院	北京
2	天津医科大学肿瘤医院	天津
3	北京大学肿瘤医院	北京
4	河北医科大学第四医院（河北省肿瘤医院）	河北石家庄
5	中国医学科学院北京协和医院	北京
获提名医院		
山西省肿瘤医院		山西太原
中国人民解放军总医院		北京
内蒙古医科大学附属人民医院（内蒙古自治区肿瘤医院）		内蒙古呼和浩特
北京大学第一医院		北京
北京大学人民医院		北京
天津医科大学总医院		天津
北京大学第三医院		北京

东北地区肿瘤科声誉排行榜（2018 年度）

区域排名	医院名称	所在地
1	哈尔滨医科大学附属肿瘤医院	黑龙江哈尔滨
2	辽宁省肿瘤医院	辽宁沈阳
3	吉林省肿瘤医院	吉林长春
4	中国医科大学附属第一医院	辽宁沈阳
5	吉林大学第一医院	吉林长春
获提名医院		
哈尔滨医科大学附属第一医院		黑龙江哈尔滨
中国医科大学附属盛京医院		辽宁沈阳
大连医科大学附属第二医院		辽宁大连
大连医科大学附属第一医院		辽宁大连
哈尔滨医科大学附属第二医院		黑龙江哈尔滨
北部战区总医院		辽宁沈阳
吉林大学中日联谊医院		吉林长春
大连大学附属中山医院		辽宁大连

华中地区肿瘤科声誉排行榜（2018 年度）

区域 排名	医院名称	所在地
1	河南省肿瘤医院	河南郑州
2	湖南省肿瘤医院	湖南长沙
3	华中科技大学同济医学院附属同济医院	湖北武汉
4	华中科技大学同济医学院附属协和医院	湖北武汉
5	湖北省肿瘤医院	湖北武汉
获提名医院		
郑州大学第一附属医院		河南郑州
中南大学湘雅医院		湖南长沙
武汉大学中南医院		湖北武汉
中南大学湘雅二医院		湖南长沙
武汉大学人民医院		湖北武汉

华东地区肿瘤科声誉排行榜（2018 年度）

区域 排名	医院名称	所在地
1	复旦大学附属肿瘤医院	上海
2	山东省肿瘤医院暨山东省肿瘤防治研究院	山东济南
3	浙江省肿瘤医院	浙江杭州
4	江苏省肿瘤医院	江苏南京
5	福建省肿瘤医院	福建福州
获提名医院		
	复旦大学附属中山医院	上海
	浙江大学医学院附属第二医院	浙江杭州
	江西省肿瘤医院	江西南昌
	上海市胸科医院	上海
	上海交通大学医学院附属瑞金医院	上海
	浙江大学医学院附属第一医院	浙江杭州
	上海交通大学医学院附属仁济医院	上海
	南京鼓楼医院	江苏南京
	福建医科大学附属协和医院	福建福州
	江苏省人民医院（南京医科大学第一附属医院）	江苏南京
	山东大学齐鲁医院	山东济南
	东方肝胆外科医院	上海
	上海市肺科医院	上海
	南京八一医院	江苏南京
	安徽省肿瘤医院	安徽合肥

华南地区肿瘤科声誉排行榜 (2018 年度)

区域 排名	医院名称	所在地
1	中山大学肿瘤防治中心	广东广州
2	广西医科大学附属肿瘤医院	广西南宁
3	广东省人民医院	广东广州
4	南方医科大学南方医院	广东广州
5	中山大学附属第一医院	广东广州
获提名医院		
海南省肿瘤医院		海南海口
广州医科大学附属肿瘤医院		广东广州
广西医科大学第一附属医院		广西南宁
中山大学孙逸仙纪念医院		广东广州
海南省人民医院		海南海口
中国医学科学院肿瘤医院深圳医院		广东深圳
南方医科大学珠江医院		广东广州
广州医科大学附属第一医院		广东广州
中山大学附属第六医院·广东省胃肠肛门医院		广东广州
中国人民解放军南部战区总医院		广东广州
中国人民解放军总医院海南医院		海南三亚
中山大学附属第三医院		广东广州
海南医学院第一附属医院		海南海口

西南地区肿瘤科声誉排行榜 (2018 年度)

区域排名	医院名称	所在地
1	四川大学华西医院	四川成都
2	四川省肿瘤医院	四川成都
3	云南省肿瘤医院	云南昆明
4	重庆市肿瘤医院	重庆
5	陆军军医大学第一附属医院	重庆
获提名医院		
	贵州省肿瘤医院（贵州医科大学附属肿瘤医院）	贵州贵阳
	重庆医科大学附属第一医院	重庆
	陆军军医大学第二附属医院	重庆
	四川省人民医院	四川成都
	陆军军医大学第三附属医院	重庆
	昆明医科大学第一附属医院	云南昆明
	西藏自治区人民医院	西藏拉萨

西北地区肿瘤科声誉排行榜 (2018 年度)

区域 排名	医院名称	所在地
1	空军军医大学西京医院	陕西西安
2	新疆医科大学附属肿瘤医院	新疆乌鲁木齐
3	西安交通大学医学院附属陕西省肿瘤医院	陕西西安
4	甘肃省肿瘤医院	甘肃兰州
5	西安交通大学第一附属医院	陕西西安
获提名医院		
宁夏医科大学总医院		宁夏银川
空军军医大学唐都医院		陕西西安
青海省第五人民医院（青海省肿瘤医院）		青海西宁
新疆医科大学第一附属医院		新疆乌鲁木齐
兰州大学第一医院		甘肃兰州
青海大学附属医院		青海西宁
西安交通大学第二附属医院		陕西西安
宁夏回族自治区人民医院		宁夏银川
中国人民解放军联勤保障部队第 940 医院		甘肃兰州

我国常见靶向药物与相关靶点检测

注　本节主要根据国家卫健委《新型抗肿瘤药物临床应用指导原则（2019年版）》编写。虽然有些药物标注为不需要靶点检测，但实际上仍然依赖其他药物靶点或指标（如PD-L1分数）的状态。注意，靶点只是用药的标准之一，具体用药还需参考癌症的分期分级和患者具体的耐药情况等。

肺癌

需要检测靶点的药物（靶点）	不需要检测靶点的药物（靶点 / 指标，如有）
吉非替尼（EGFR 敏感突变） 厄洛替尼（EGFR 敏感突变） 埃克替尼（EGFR 敏感突变） 阿法替尼（EGFR 敏感突变） 达可替尼（EGFR 19 号外显子缺失突变或 21 号外显子 L858R 置换突变） 奥希替尼（EGFR 19 号外显子缺失突变或 21 号外显子 L858R 置换突变） 克唑替尼（ALK 阳性或 ROS1 阳性） 阿来替尼（ALK 阳性） 塞瑞替尼（ALK 阳性）	贝伐珠单抗 重组人血管内皮抑制素 安罗替尼 纳武利尤单抗（EGFR 阴性 /ALK 阴性） 帕博利珠单抗（EGFR 阴性 / ALK 阴性、PD-L1 肿瘤比例分数 TPS ≥ 1%） 依维莫司

肝癌

需要检测靶点的药物（靶点）	不需要检测靶点的药物（靶点 / 指标，如有）
无	索拉非尼 瑞戈非尼 仑伐替尼

胃癌

需要检测靶点的药物（靶点）	不需要检测靶点的药物（靶点 / 指标，如有）
曲妥珠单抗（HER2 阳性）	阿帕替尼

胃肠道间质瘤

需要检测靶点的药物（靶点）	不需要检测靶点的药物（靶点 / 指标，如有）
伊马替尼（KIT/CD117 阳性）	瑞戈非尼 舒尼替尼

胰腺神经内分泌瘤

需要检测靶点的药物（靶点）	不需要检测靶点的药物（靶点 / 指标，如有）
无	舒尼替尼 依维莫司

结直肠癌

需要检测靶点的药物（靶点）	不需要检测靶点的药物（靶点 / 指标，如有）
西妥昔单抗（RAS 野生型、EGFR 表达）	贝伐珠单抗 瑞戈非尼 呋喹替尼

白血病

需要检测靶点的药物（靶点）	不需要检测靶点的药物（靶点/指标，如有）
伊马替尼（费城染色体阳性；PDGFR 基因重排） 达沙替尼（费城染色体阳性） 尼洛替尼（费城染色体阳性）	伊布替尼

淋巴瘤

需要检测靶点的药物（靶点）	不需要检测靶点的药物（靶点/指标，如有）
利妥昔单抗（CD20 阳性）	西达本胺 伊布替尼 硼替佐米 信迪利单抗 卡瑞利珠单抗

多发性骨髓瘤

需要检测靶点的药物（靶点）	不需要检测靶点的药物（靶点/指标，如有）
无	硼替佐米 来那度胺 沙利度胺 伊沙佐米

骨髓增殖性疾病

需要检测靶点的药物（靶点）	不需要检测靶点的药物（靶点/指标，如有）
无	芦可替尼

肾癌

需要检测靶点的药物（靶点）	不需要检测靶点的药物（靶点 / 指标，如有）
无	依维莫司
	索拉非尼
	舒尼替尼
	阿昔替尼
	培唑帕尼
	帕博利珠单抗
	纳武利尤单抗

乳腺癌

需要检测靶点的药物（靶点）	不需要检测靶点的药物（靶点 / 指标，如有）
曲妥珠单抗（HER2 阳性） 拉帕替尼（HER2 阳性） 吡咯替尼（HER2 阳性） 帕妥珠单抗（HER2 阳性）	帕博西尼（哌柏西利）

黑色素瘤

需要检测靶点的药物（靶点）	不需要检测靶点的药物（靶点 / 指标，如有）
伊马替尼（KIT 突变阳性；不能用 CD117 免疫组化替代） 维莫非尼（BRAF V600 突变阳性）	帕博利珠单抗 特瑞普利单抗

结节性硬化症相关的室管膜下巨细胞星形细胞瘤（TSC-SEGA）

需要检测靶点的药物（靶点）	不需要检测靶点的药物（靶点 / 指标，如有）
无	依维莫司

结节性硬化症相关的肾血管平滑肌脂肪瘤（TSC-RAML）

需要检测靶点的药物（靶点）	不需要检测靶点的药物（靶点 / 指标，如有）
无	依维莫司

鼻咽癌

需要检测靶点的药物（靶点）	不需要检测靶点的药物（靶点 / 指标，如有）
尼妥珠单抗（EGFR 阳性）	无

甲状腺癌

需要检测靶点的药物（靶点）	不需要检测靶点的药物（靶点 / 指标，如有）
无	索拉非尼

卵巢癌

需要检测靶点的药物（靶点）	不需要检测靶点的药物（靶点 / 指标，如有）
无	奥拉帕尼

实用网络资源

在前面的章节里，我们介绍了几乎所有常见的癌症疗法，但肯定回答不了所有人的问题。因此在最后一章，我们就来谈谈在如今不良商家的宣称手段越来越高明的情况下，如何找到靠谱的信息。就以 DC-CIK 疗法为例，某号称"肿瘤生物治疗官方网站"上的信息就非常具有迷惑性。像"诺贝尔奖"和"CCTV《新闻联播》报道"的字样，很容易让人信以为真。那么，怎样才能透过这样高超的伪装看到本质呢？

政府监管部门

首先，不管宣传得多神，所有正规的癌症治疗方法都需要通过政府机构的审批。这个管理机构在中国是国家药品监督管理局（NMPA）和卫健委，在美国是食品药品监督管理局（FDA），在欧盟则是欧洲药品管理局（EMA）。NMPA、FDA、EMA 这三个机构的官网上都能搜索到和药品有关的信息，其中 FDA 和 EMA 上的信息更齐全一些。

"国产药品" 关键字 "舒尼替尼" 的内容列表，共有 1 条记录

1.苹果酸舒尼替尼胶囊 (86902770004069 石药集团欧意药业有限公司 国药准字H20193407)

第1页 共1页 共1条　　▶首页　▶上一页　▶下一页　▶尾页　跳转 1　▶GO

以辉瑞公司生产的舒尼替尼（Sunitinib）为例，在 NMPA 的网站（www.nmpa.gov.cn）上，我们能查到舒尼替尼在我国的批准文号及规格等信息，如上图展示了目前我国国产的舒尼替尼。

在欧盟 EMA 的网站（www.ema.europa.eu）上，我们能查到药物的适应证、作用原理、临床试验结果以及副作用等信息。美国 FDA 的网站（www.fda.gov）也提供类似的信息，并且还包括了药物的标签。

EMA 和 FDA 官网语言虽然是英文，但是它们的信息都是面向消费者和大众的，语言上通俗易懂。如 EMA 在讲述舒尼替尼对患者的好处时，用了这么一段话（译文）：索坦（舒尼替尼的商品名）在治疗 GIST 和胰腺癌时比安慰剂更有效。服用索坦的 GIST 患者在病情没有继续恶化的情况下，平均存活了 26.6 周（这就是我们在临床试验一节里说到的"无进展生存期"，但 EMA 选择避免专业术语），而使用安慰剂只能存活 6.4 周。对胰腺癌患者来说，使用索坦是 11.4 个月，用安慰剂是 5.5 个月。而对发生了转移的肾癌，使用索坦的患者在病情不恶化的情况下，平均存活了 47.3 周，相比之下，使用干扰素 α 的患者只能存活 22 周。

FDA 还有一个很棒的信息是和肿瘤有关的药物清单（实时更新），这个清单还支持邮件提醒功能。

总而言之，在癌症治疗这个日新月异的领域，每天都会有新知识产生。

临床试验

那么对暂时没被批准的疗法，我们在哪里能找到和临床试验相关的信息呢？在美国国立卫生研究院的临床试验网站中，目前记载了 200 多个国家的 30 多万个临床试验。以下几个网站是比较常用的临床试验数据库：

- 世界卫生组织国际临床试验注册平台：http://www.who.int/ictrp/zh
- 中国临床试验注册中心：http://www.chictr.org.cn
- 国家药品监督管理局药物临床试验登记与信息公示平台：http://www.chinadrugtrials.org.cn
- 美国国立卫生研究院（NIH）临床试验网站（英文）：https://clinicaltrials.gov
- 美国国家癌症研究所的临床试验中心（英文）：https://www.cancer.gov/about-cancer/treatment/clinical-trials/search

---

举一个实际点的例子，我们知道，在之前的基础研究和一、二期临床试验中，针对 CD19 分子的 CAR-T 细胞疗法在与 B 细胞有关的癌症中疗效不错。但 CAR-T 疗法并没有被批准上市，想尝试这种疗法只能是参与临床试验。通过 clinicaltrials.gov 我们可以找到在中国有 36 项和 CAR-T 疗法有关的临床试验。该网站还提供试验的相关流程、试验地点和联系人等信息。在中国临床试验注册中心也能找到 6 个和 CAR-T 疗法有关的临床试验。其中根据《浙江日报》的报道，国内多家研究机构进行的 CAR-T 临床试验在 2016 年 4 月底披露了初步的结果，在已完成的 22 例复发难治型白血病患者中，有 19 名病人达到完全缓解，完全缓解率与诺华公司发表在《新英格兰医学杂志》上的 CTL019 临床试验结果基本一致。像这样正规的临床试验会经由医学伦理委员会的批准（网站上可查），而且是不收取治疗费用的。

通用癌症信息

下面，我们再推荐几个重量级的通用信息源：美国国家癌症研究所（https://www.cancer.gov）、美国癌症协会（https://www.cancer.org）、英国癌症研究学会（https://www.cancerresearchuk.org）。这些网站系统地介绍了癌症的方方面面，涵盖了几乎所有你想知道的和癌症有关的信息。同时，这些网站都是面向患者的，因此语言风格上也以通俗易懂为主。

比如说很多人会在网上问，得某种癌症后能活多久？NCI下的SEER项目（https://seer.cancer.gov）就有世界上最全的癌症统计数据，包括每种癌的按阶段存活率、发病率等信息。不过首先需要注意的是SEER统计的是美国人民的状况，并不能完全代表我国患者的情况（详见我们在"癌症统计数字"一节里的讨论）。

除了SEER，NCI下面还有一个非常有用的数据库叫PDQ（Physician Data Query）。PDQ有两个版本，患者版（注：特别推荐）和专业版。患者版的PDQ根据癌症类型（https://www.cancer.gov/types）介绍了各种癌症的成因、预防、统计数据、筛查、诊断、治疗以及研究等信息，用的都是通俗易懂的语言。而专业版的PDQ则是给医生和研究人员看的，信息更新及时、全面且专业，并且附带了详细的参考文献。

此外，PDQ里的信息是免费的，日本就有机构将PDQ里的内容翻译成了日语和阿拉伯语，期待哪天我们也能见到中文版的PDQ！

美国癌症协会和英国癌症研究学会里的信息与NCI差不多，也是很好的信息源，这里不再赘述。

以上这三个通用网站都是英文的，在中文网络世界里，我们也有丁香园等医学信息网站。这些网站或公众号也有非常多和癌症相关的文章，唯一的遗憾是信息不够系统，可能无法解答所有问题。

癌症临床指南

最后，我们再推荐几个相对专业一点，但非常实用的网站：美国国家综合癌症网络（NCCN）癌症治疗指南（https://www.nccn.org）以及UpToDate临床顾问（https://www.uptodate.cn）。UpToDate临床顾问受到了全世界很多医生的青睐，其中有些文章也有中文版或通俗易懂的病人版，涵盖了基于最新循证医学证据的临床指南，但UpToDate的缺点是需要花钱才能看到完整的内容。

NCCN指南则是免费的，网络上也流传着一些非官方的中文译本。NCCN指南在世界范围内的使用都非常广泛。NCCN指南按照癌症类型分类，并且大部分都有专业版和患者版[1]之分，其中肾癌和胃癌的患者版指南还有官方中文版。

下图为2019年胃癌患者指南的相关目录，我们从目录中可以看到，该指南几乎涵盖了所有和胃癌相关的信息，而在正文里我们也能比较容易地找到适合胃癌的靶向治疗、不同分期胃癌的治疗方法等。

---

[1] 特别推荐：https://www.nccn.org/patients/guidelines/cancers.aspx

胃癌

目录